食物寒凉温热属性速查

中医养生速查宝典

周林 编著

U0823778

中国科学技术出版社
·北 京·

图书在版编目（CIP）数据

食物寒凉温热属性速查 / 周林编著 .-- 北京：中国科学技术出版社，2025. 12. -- ISBN 978-7-5236-1482-2

Ⅰ. R247.1

中国国家版本馆 CIP 数据核字第 20257Z11A1 号

策划编辑　于　雷　韩　翔
责任编辑　于　雷
装帧设计　翰墨漫童
责任印制　徐　飞

出　　版　中国科学技术出版社
发　　行　中国科学技术出版社有限公司
地　　址　北京市海淀区中关村南大街 16 号
邮　　编　100081
发行电话　010-62173865
传　　真　010-62179148
网　　址　http://www.cspbooks.com.cn

开　　本　880mm × 1230mm　1/64
字　　数　79 千字
印　　张　2.5
版　　次　2025 年 12 月第 1 版
印　　次　2025 年 12 月第 1 次印刷
印　　刷　鸿鹄（唐山）印务有限公司
书　　号　ISBN 978-7-5236-1482-2
定　　价　25.00 元

内容提要

《食物寒凉温热属性速查》是一本全面介绍食物属性与养生保健的书籍。全书共分九章，首先解读了食物的四性五味，揭示食物与人体健康的隐秘关系；接下来分别深入探讨了五谷杂粮类、蔬菜类、水果类、禽畜肉蛋奶类、菌菇类、水产类、干果类和调味品类的食物属性，详细介绍了各种食材的性味、营养成分、食疗功效及食用禁忌。书中强调，只有摄入与个人体质相匹配的食物，才能有效养生保健。通过这本书，读者可以轻松掌握食物的寒凉温热属性，根据自身体质特点选择适宜的食物，以调整人体气血阴阳，达到食疗养生的目的。

目录 CONTENTS

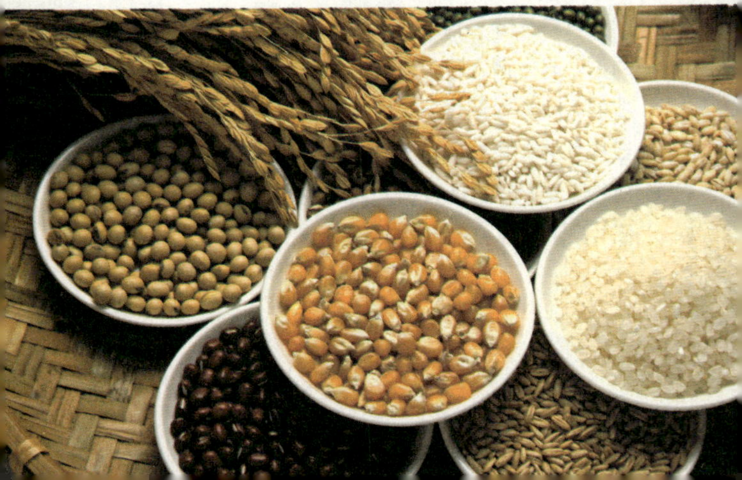

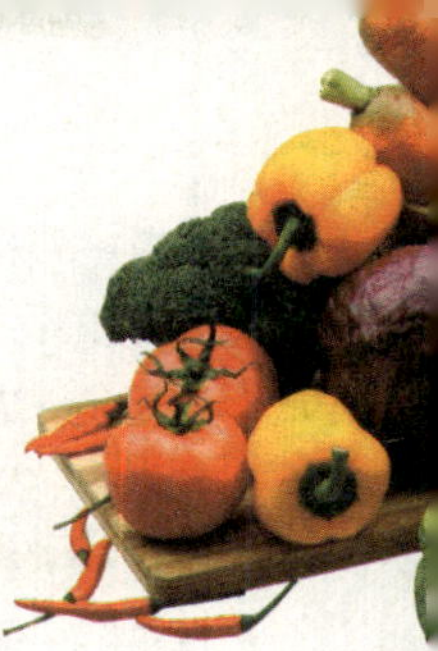

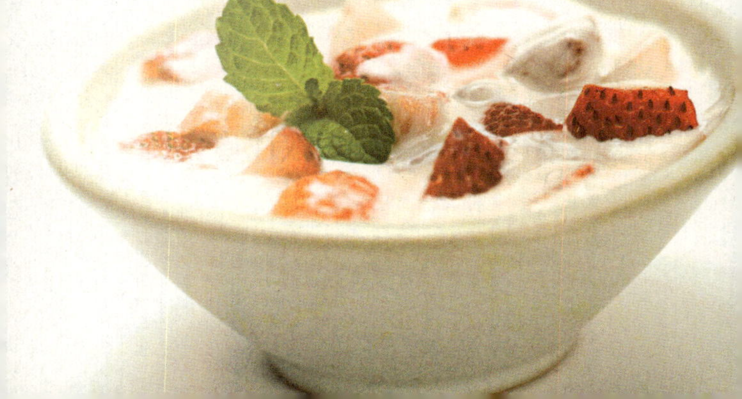

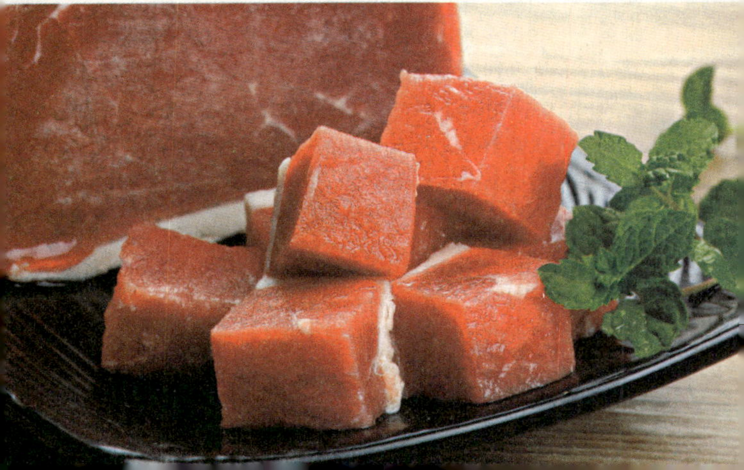

第六章
菌菇类性味功效速查 / 101

第七章
水产类性味功效速查 / 109

第八章
干果类性味功效速查 / 129

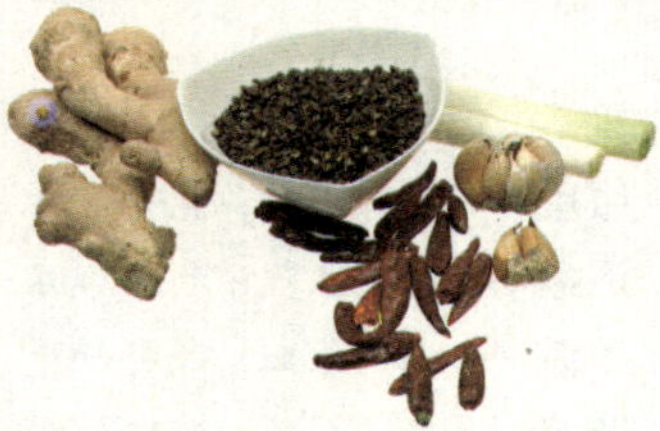

编者公告

本书旨在为广大读者提供健康饮食的指导，并非医疗手册。本书所提供的信息是帮助读者养成科学、健康的饮食习惯，而不是代替医生开治疗处方。如果您怀疑自己身患疾病，建议您及时到医院接受必要的治疗。

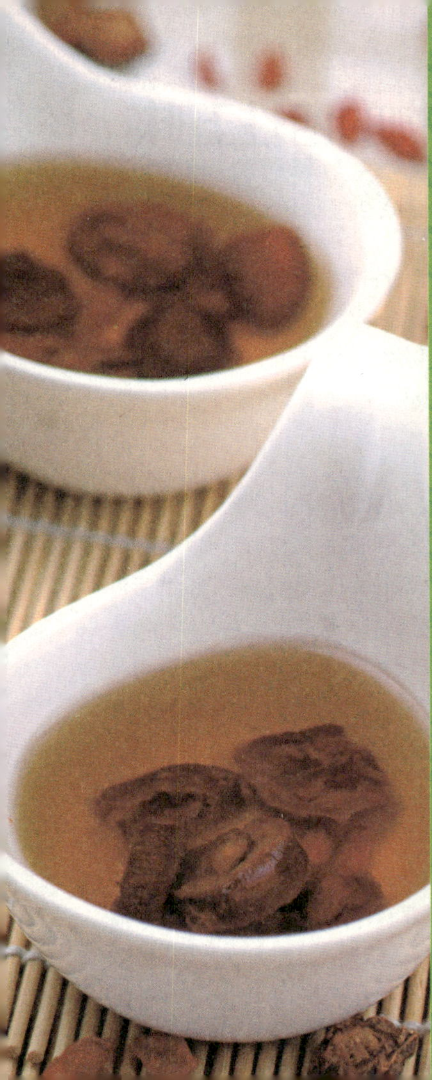

第一章 巧选食物，养生保健最轻松

以食物的性味归经和自身的体质为基础，在合适的时间选择适宜的食物，才能达到食物养生的目的。倘若不了解食物的性味，就谈不上真正的进补，更无法使人健康。

解读食物的四性五味

中医学理论认为，每种食物都有其特定的性味、归经，不同的性味、归经对身体的作用和功效不同。所以，只有掌握了食物的四性和五味，才能做到“想吃就吃”“越吃越健康”。

食物之四性

在中医学理论中，食物的四性是指寒、凉、温、热四种属性，寒热属性不明显的食物则归于平性，但习惯上仍称为四性。食物的四性是根据吃完食物后对身体产生的作用来划分的。一般来说，寒、凉性的食物能减轻或消除体内的热象，具有清热泻火的作用；而温、热性的食物则能够明显地消除或减轻身体寒象，具有温阳散寒的作用。其实，所谓寒、凉、温、热的区分都只是程度上的差别，寒性程度较轻的归为凉性，热性程度较轻的归温温性。

另外，中医学认为食物有改善和缓解疾病的功效，因此掌握了食物的四性就可以根据自己的体质来选择适宜的食物。《黄帝内经》记载：“寒者热之，热者寒之。”就是说患有寒性疾病的人应该多食用性质温、热的食物；患有热性疾病的人应该多食用寒、凉的食物，以平衡体内的寒热状态。

寒性食物

种类	代表食物
调味品类	盐、面酱、酱油
蔬菜类	莲藕、马齿苋、鱼腥草、芦荟、豆芽、苦瓜、空心菜、茭白、竹笋
水果类	香蕉、柿子、哈密瓜、西瓜、杨桃、桑葚、甜瓜、猕猴桃、荸荠
蛋类	松花蛋
水产类	蛤蜊、螃蟹、田螺、牡蛎

凉性食物

种类	代表食物
五谷类	小米、大麦、荞麦
蔬菜类	芹菜、冬瓜、黄花菜、油菜、金针菇、苋菜、莴笋、茄子、西红柿、生菜、菠菜、白萝卜、丝瓜、黄瓜
水果类	草莓、芒果、梨、枇杷、橙子、柑橘
蛋类	鸭蛋
肉类	鸭肉

温性食物

种类	代表食物
调味品类	醋、葱、姜、花椒、胡椒、茴香、料酒
五谷类	紫米、糯米、高粱、燕麦
蔬菜类	韭菜、蒜薹、青蒜、洋葱、香菜、南瓜
水果类	桃、樱桃
蛋类	鹅蛋
肉类	羊肉、羊骨、鸡肉
水产类	虾、鳝鱼

热性食物

种类	代表食物
调味品类	蒜、辣椒、肉桂、咖喱粉、芥末
水果类	榴莲

平性食物

种类	代表食物
调味品类	白糖、冰糖、味精
五谷类	玉米、大米、黑米、黑芝麻
豆类	黑豆、黄豆、豌豆、红豆、蚕豆
水果类	葡萄、菠萝、海棠、苹果、火龙果

（续表）

种类	代表食物
蛋类	鸡蛋、鸽蛋、鹌鹑蛋
肉类	猪肉、乌鸡、鹅肉
菌菇类	银耳、黑木耳
水产类	鲫鱼、鲤鱼、泥鳅、鱿鱼、甲鱼、海蜇、干贝、带鱼、海参

食物之五味

《黄帝内经》中将五味与五脏都划归为五行，每一味都有相应的五行属性。

食物的五味即辛、甘、酸、苦、咸，主要是由味觉器官辨别出来的，还包括淡味与涩味。不过，淡味常附于甘味，涩味则多附于酸味，一般仍称为五味。

◎ 辛味。辛味即辣味，能散能行。可发散风寒、行气活血。

◎ 甘味。甘味即甜味，能补能缓。有补益身体、调和脾胃等养生作用。

◎ 酸味。酸味能收能涩，常用于辅助治疗虚汗外泄、泄利不止、遗精、带下等症。

◎ 苦味。苦味能燥能泻，有清热、泻火、生津液的作用。

◎ 咸味。咸味能软能下，有温补肝肾的功效。

认识食物的归经与升降浮沉

无论是服用中药还是日常饮食，总会听到“归经”这两个字，那么“归经”究竟是什么意思，它与食物、药物之间又有什么关系呢，我们一起来了解一下。

归经对经络有特殊功效

归经指的是药物或食物对人体某些脏腑、经络有特殊的功效，其中，“归”指的是作用的归属，“经”则是人体脏腑经络的统称。这一概念是经过长期的经验积累和归纳总结而成的。简单地理解就是一些药物或食物只对人体中一个或几个脏腑经络有特殊的作用。

尽管很多人对归经这一概念不太理解，但它们已经深入到我们的日常生活，例如，大家都知道枸杞子能够补肝，这里就有归经，因为枸杞子归肝经，所以常吃枸杞子对肝脏有益。再例如，姜具有温中止呕、温肺止咳、发汗解表的作用，其中呕吐通常为脾胃病变，咳嗽和发汗属于肺经症状，因此，姜就归脾、胃、肺经。再以香蕉为例，香蕉既能润肺止咳，又能通便，所以香蕉就归大肠经。

食物升降浮沉与四性五味的关系

一般来说，食物的升降浮沉与四性五味有密切的关系，因为食物的气味性质和寒热属性决定食物的作用功效。例如，姜、蒜等性味温热、味辛甘的食物，其属性为阳性，作用大多为升浮；莲子、冬瓜等性味寒凉、味酸苦的食物，其属性为阴性，作用大多趋向为沉降。

由此可知，病症在上、在表者，应食用趋向于升浮性能的食物，而病症在下、在里者，应该食用趋向于沉降性能的食物，这样做才有益于健康。

另外，食物的升降浮沉并非一成不变，它也会受烹调方式的影响而发生变化。例如，烹调时加醋会收敛，加盐多则下行，用姜汁则散，用酒炒则升，所以日常生活中也可以借助烹调方式来改变食物的升降浮沉性能。

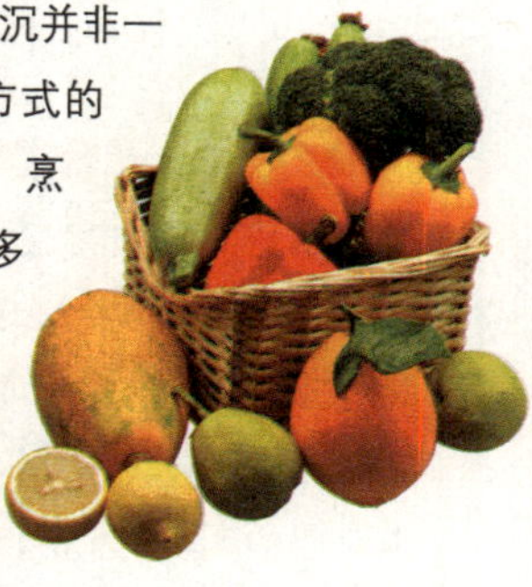

病情不同，选择食物也不尽相同

药食同源，对症调养

吃对食物，预防疾病

食物不仅为我们提供了生长发育必需的营养成分，还具有调养气血、预防疾病的功效。所以，“药食同源”理念是中医学对药膳的独特见解，强调了通过食用各种食物来预防和改善疾病是最安全、最健康的方式。

以山药为例，它不仅是一种食材，能做出许多美味的菜肴，同时也是一味中药，具有补脾肺之气、益肺肾之阴的功效，对慢性胃炎、糖尿病等慢性病具有很好的治疗作用。

根据体质选择食物

为了更好地在日常生活中落实“药食同源”的概念，我们需要了解食物的性味归经及自身的体质特点，并根据季节的变换来选择最合适的食物。只有这样，才能真正做到药食同源。

食疗是防治疾病、维持或恢复身体健康的首选方法，所以平时要多吃一些符合自身体质的食物，以保持身体的最佳状态。

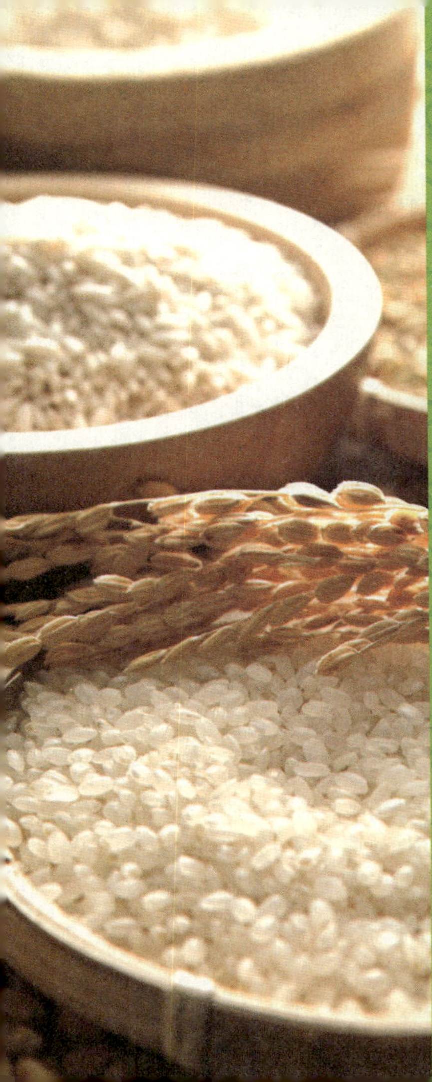

第二章 五谷杂粮类性味功效速查

『五谷』指的是小米、小麦、大米、黄米和豆类，都属于『种子』。种子有生发之力，吃了可滋养人的精气神。

小米

性凉

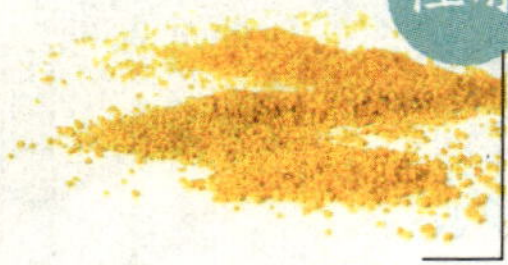

——除热安眠，益肾和胃

性味归经	味甘、咸，性凉。归脾、胃、肾经。
别名	粟米。
热量	1511千焦/100克。
营养成分	蛋白质、碳水化合物、胡萝卜素、维生素A、维生素E、钾、磷、镁、锌、硒等。
适宜人群	适合育龄女性、老年人、便秘患者、体质虚弱者食用。

健康功效

◎小米具有健脾除热、和胃安眠、滋养肾气、利水消肿的功效。

◎小米中所含的锌能维持性功能，有利于增强性欲，维持精子数量，保证生殖功能健康。

食用禁忌

小米虽然营养价值高，但赖氨酸含量过低而亮氨酸含量又过高，所以产妇不能完全以小米为主食，应注意搭配其他谷物，以免缺乏其他营养，保证营养均衡。小米煮粥不可过于稀薄，否则不利于营养素溶出，口感也差。

大米

——补脾和胃，养阴润燥

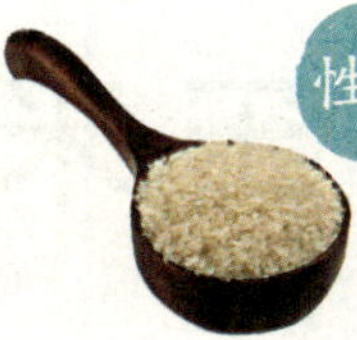

性平

性味归经	味甘，性平。归脾、胃经。
别名	粳米。
热量	1442千焦/100克。
营养成分	碳水化合物、脂肪、蛋白质、B族维生素、磷、钾、镁等。
适宜人群	男女老少皆宜。

健康功效

◎大米具有健脾养胃、补中益气的功效。

◎大米中的各种营养素含量虽不是很高，但因日常生活中的食用量大，也具有很高的营养功效，是补充营养素的基础食物。

◎大米中含有丰富的B族维生素，是预防脚气病、消除口腔炎症的重要食物来源。

食用禁忌

用大米煮粥时不宜放碱，因为碱会破坏大米中的维生素B_1，影响其营养功效。

玉米

——健脾益智，抗衰老

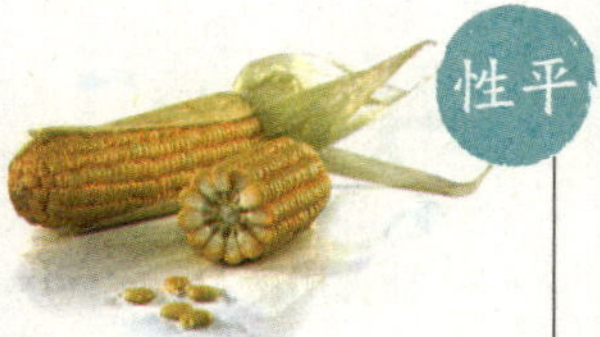

性味归经	味甘，性平。归大肠、胃经。
别名	苞谷、苞米。
热量	469千焦/100克。
营养成分	蛋白质、糖类、钾、磷、镁、维生素C、胡萝卜素、黄体素、维生素E、膳食纤维等。
适宜人群	适合记忆力衰退、水肿、便秘、动脉粥样硬化、冠心病、高血压、黄疸患者食用。

健康功效

◎玉米具有健脑益智、降糖、抗眼睛老化的功效。

◎玉米富含膳食纤维，常食可促进肠胃蠕动，加速有毒物质的排泄。

◎玉米榨成的玉米油富含不饱和脂肪酸，对降低血浆胆固醇和预防冠心病有一定作用。

◎玉米胚芽所含的营养物质能促进人体新陈代谢，调整神经系统，保持皮肤细嫩光滑。

食用禁忌

应避免一次性食用过多玉米，否则容易导致胃胀。

黑米

——健脾暖肝，明目活血

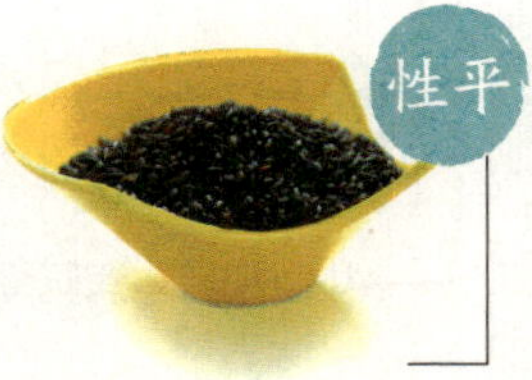

性味归经	味甘，性平。归脾、胃、肾经。
别名	乌米。
热量	1427千焦/100克。
营养成分	碳水化合物、烟酸、磷、钾、镁、锌、硒、蛋白质、氨基酸等。
适宜人群	适合产妇、年少须发早白者食用。

健康功效

◎黑米具有保肝明目、滋阴补肾、健脾活血的作用，可改善头晕目眩、贫血、白发、眼疾、腰腿酸软等多种症状。

◎对慢性病患者、康复期患者及幼儿有较好的滋补作用，有利于儿童骨骼和大脑的发育，促进产妇、病后体弱者的康复。因此黑米是一种理想的、营养价值很高的保健食品。

食用禁忌

未煮烂的黑米不宜食用，尤其不适合消化不良者食用。

燕麦

——补益脾胃，润肠降脂

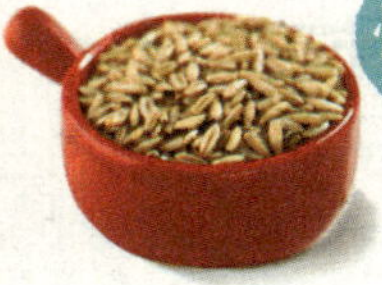

性温

性味归经	味甘，性温。归脾、肝经。
别名	雀麦、野麦。
热量	367千焦/100克。
营养成分	B族维生素、膳食纤维、钙、磷、铁、锰、铜、锌等。
适宜人群	适合高血压、心脏病、动脉粥样硬化、食欲不振、水肿等患者食用。

健康功效

◎燕麦有补益脾肾、润肠通便、敛汗、止血的作用。

◎燕麦含有丰富的膳食纤维，经常食用有非常好的降糖、减肥功效。

◎现代医学研究发现，燕麦中含有不饱和脂肪酸和磷，可以延缓人体细胞衰老，提高大脑功能。

食用禁忌

燕麦不宜一次性食用太多，因为植酸含量高，会阻碍人体对钙、磷、铁等矿物质的吸收，影响体内代谢平衡。

小麦

——保健肠胃，增强免疫力

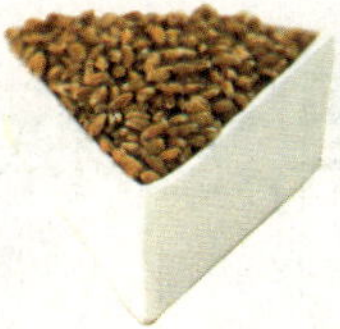

性凉

性味归经	味甘，性凉。归心、脾、肾经。
别名	黄秋葵、黄葵。
热量	1416千焦/100克。
营养成分	碳水化合物、蛋白质、钾、磷、钙等。
适宜人群	一般人群均适宜食用。

健康功效

◎小麦有养心益肾、清热止渴、调理脾胃的功效。

◎缓解更年期综合征。小麦可以宁心安神，对于更年期女性，食用未经加工的小麦能缓解更年期症状。

◎抗老防衰。研究发现，小麦胚芽油中含有丰富的维生素E，具有美容护肤、抗老防衰的作用。

食用禁忌

◎小麦含有少量的氮化物，可以起到类似镇静剂的作用，慢性肝病患者不宜食用，易引起嗜睡现象。

◎加工过于精细的小麦面粉，营养成分流失过多，不宜多吃。

黑芝麻

性平

——润肠通便，补肺益气

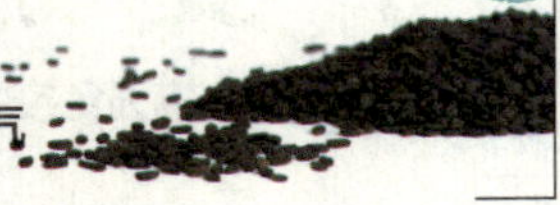

性味归经	味甘，性平。归肝、肾、大肠经。
别名	胡麻、油麻。
热量	2340千焦/100克。
营养成分	蛋白质、膳食纤维、维生素E、烟酸、钙、磷、钾、镁、铁、锌、不饱和脂肪酸等。
适宜人群	适合咳喘、痢疾患者食用。

健康功效

◎黑芝麻具有润肠通便、补肺益气、助脾长肌、通血脉、润肌肤的功效。

◎黑芝麻含有大量的不饱和脂肪酸，可维护血管健康，对高脂血症、高血压等疾病都有一定的预防及改善作用。

食用禁忌

炒黑芝麻食用后易引发牙痛、口疮、出血等症。黑芝麻油脂含量大，因此不宜多食。此外，黑芝麻不可与巧克力同食，两者搭配食用，会影响消化和吸收。

荞麦

——开胃宽肠，清热解毒

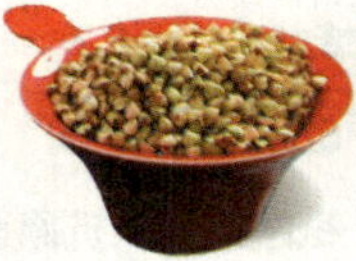

性凉

性味归经	味甘，性凉。归脾、胃、大肠经。
别名	乌麦、玉麦。
热量	1410千焦/100克。
营养成分	膳食纤维、维生素E、钾、磷、镁、钙、铁、锌、赖氨酸、氨基酸、烟酸、芦丁等。
适宜人群	适合高血压、糖尿病、便秘、动脉粥样硬化、心脑血管疾病等患者食用。

健康功效

荞麦含有的烟酸成分能促进机体的新陈代谢，增强解毒能力；所含的芦丁，可以降低血脂和胆固醇含量，起到软化血管、保护视力和预防脑血管出血的作用。

食用禁忌

◎身体虚弱、脾胃虚寒、消化功能不佳、经常腹泻者不宜食用。

◎荞麦最好与肥肉分开食用，如果二者同食会引起消化不良，无法实现营养的全面吸收。

薏米

——祛痘消肿，抗癌美容

性凉

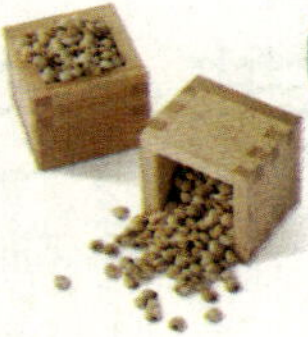

性味归经	味甘、淡，性凉。归脾、肺、胃经。
别名	薏仁、薏苡仁。
热量	1512千焦/100克。
营养成分	蛋白质、碳水化合物、维生素E、氨基酸、钾、磷、镁、钙、硒等。
适宜人群	适合肥胖所引起的高血压、冠心病患者，以及贫血患者食用。

健康功效

◎薏米具有健脾、祛湿、止泻、清热排脓的功效。

◎薏米是一种具有美容功效的食品，常食可以保持人体皮肤光泽细腻，对脱屑、皲裂有良好的改善作用。

◎薏米中含有多种维生素和矿物质，能起到促进人体进新陈代谢和减少肠胃负担的作用，一直被作为病中或病后体弱患者的补益食物。

食用禁忌

用薏米煮粥不宜直接熬煮，而应先用清水浸泡半小时左右，然后用小火慢煮，但不宜食用过多。

绿豆

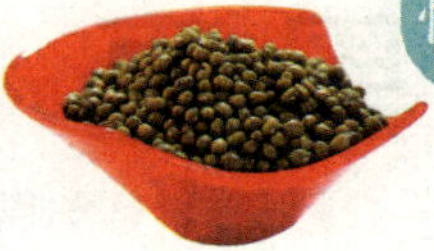

性寒

——清热解毒，利尿消肿

性味归经	味甘，性寒。归心、胃经。
别名	青小豆。
热量	1376千焦/100克。
营养成分	蛋白质、钾、镁、钙、磷、硒、胡萝卜素、维生素A、维生素E等。
适宜人群	适合高温环境工作者或接触有毒物质、中暑者食用。

健康功效

◎绿豆具有解毒清热、止渴利尿的功效，可用于缓解虚烦、失眠多梦等症，还能防止心血管疾病的发生。

◎绿豆中含有丰富的蛋白质，尤其是用生绿豆磨成的生绿豆浆蛋白含量颇高，内服可保护胃肠黏膜。

食用禁忌

绿豆不宜煮得过烂，以免有机酸和维生素遭到破坏、降低清热解毒的功效。在服用药物，特别是温补药时，不宜吃绿豆食品，以免降低药效。另外，绿豆最好不要用铁锅煮，易导致绿豆发生氧化、变黑。

黑豆

——补肾抗癌，乌发明目

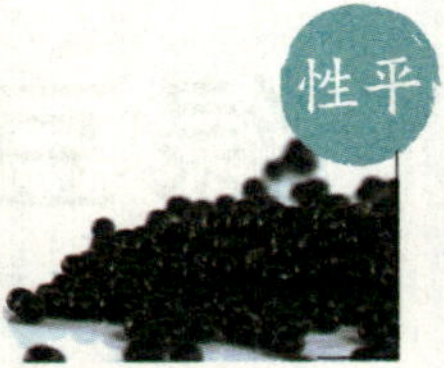

性味归经	味甘，性平。归脾、肾经。
别名	乌豆、黑大豆。
热量	1678千焦/100克。
营养成分	蛋白质、脂肪、膳食纤维、皂角苷、钾、钙、镁、硒、锌、磷、铁、铜、锰等。
适宜人群	适合动脉粥样硬化、便秘、血管疾病、水肿、更年期综合征等患者食用。

健康功效

◎黑豆具有祛风除热、调中下气、补肝肾、活血、解毒、利尿、明目的功效。

◎黑豆所含的皂草苷有减少体内胆固醇的作用，能有效预防中老年人动脉粥样硬化和心血管疾病。

◎黑豆有除瘀血、散五脏结积、去肿、止腹胀、解热毒、改善痉挛等功效。

食用禁忌

黑豆的嘌呤含量较高，尿酸过高的人不宜一次性食用太多；此外，黑豆不易消化，消化不良者慎食。

黄豆

——润泽肌肤，防癌抗癌

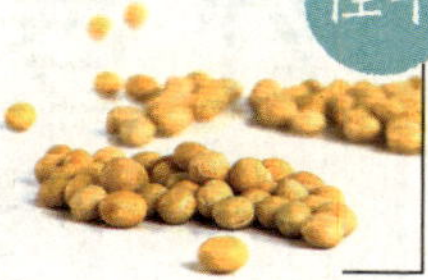

性平

性味归经	味甘，性平。归脾、胃经。
别名	大豆。
热量	1631千焦/100克。
营养成分	胡萝卜素、维生素A、烟酸、维生素E、蛋白质、卵磷脂、钾、磷、钙、镁、铁、硒、锌、亚油酸、亚麻酸等。
适宜人群	适合高血压、糖尿病患者食用。

健康功效

◎黄豆中的蛋白质含量很高，人体的皮肤、肌肉、毛发、指甲等都少不了蛋白质的营养。

◎类黄酮是从黄豆中提取出来的一种物质，是植物雌激素制剂的主要成分，具有类似雌激素的作用，但却无雌激素的不良反应，是美容护肤、抗衰老的佳品。

食用禁忌

煮食黄豆时不宜加碱。因为这样会加速维生素的分解并破坏维生素，使其营养价值降低。

红豆

——益心补气，红润气色

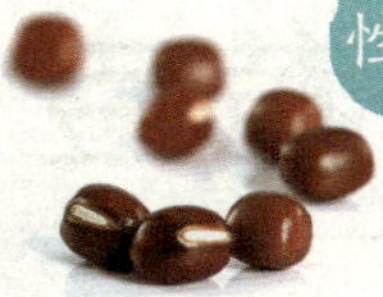

性平

性味归经	味甘，性平。归脾、大肠、小肠经。
别名	赤小豆、红小豆。
热量	1357千焦/100克。
营养成分	蛋白质、维生素E、B族维生素、膳食纤维、糖类、钾、镁、钙、锰、铁、磷、皂角苷等。
适宜人群	特别适合贫血和便秘者食用。

健康功效

◎红豆具有通肠利便、活血散瘀的功效，是非常受男女老少欢迎的保健佳品。

◎现代医学研究还发现，红豆富含铁质，能让人气色红润。

◎红豆含有较多的皂角苷，可刺激肠道蠕动，促进消化吸收。

食用禁忌

红豆不宜久食或一次性食用过量，因其有利尿效果，所以尿多的人要避免食用。

第三章 蔬菜类性味功效速查

蔬菜是我们每天都要吃的食物，它们是维持生命活动的基本物质，与我们的身体健康息息相关。所以了解蔬菜的性味归经、营养功效及营养成分等内容，对每个人来说都很重要。只有了解了这些内容，才能更准确、合理地食用蔬菜。

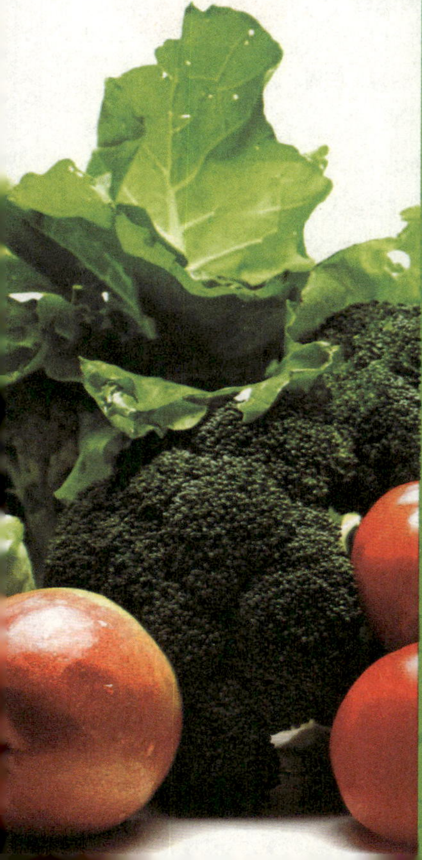

西红柿

——润肺生津，健胃消食

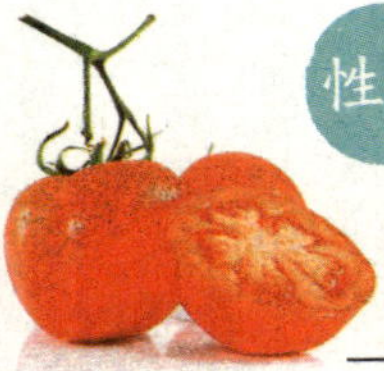

性凉

性味归经	味甘、酸，性凉。归胃、肝经。
别名	番茄、洋柿子。
热量	85千焦/100克。
营养成分	胡萝卜素、维生素A、维生素C、番茄红素。
适宜人群	适合体弱血虚、营养不良、高血压、肝炎等患者食用。

健康功效

西红柿具有润肺生津、健胃消食、养阴凉血、提高食欲，以及预防高血压、动脉粥样硬化的功效，还可用来改善贫血、便秘、胆固醇过高等症。另外，西红柿中所含的番茄红素有很好的防癌效果。

食用禁忌

◎忌餐前吃西红柿。餐前吃西红柿，容易使胃酸增多，导致食用者出现胃灼热、腹痛等不适症状。

◎不宜长时间高温加热，番茄红素遇光、热和氧气容易分解，失去保健作用。

大白菜

——健胃补中，通便利尿

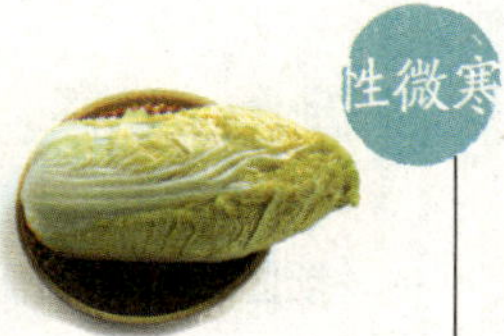

性味归经	味甘，性微寒。归肺、胃、膀胱、大肠经。
别名	胶菜、绍菜。
热量	76千焦/100克。
营养成分	维生素C、胡萝卜素、钙、钾、膳食纤维。
适宜人群	适合心血管疾病患者食用。

健康功效

◎解酒保肝。

◎预防坏血病。

◎防肠癌。大白菜含有丰富的膳食纤维，不但能起到润肠、促进排毒的作用，对肠癌也有良好的预防作用。

◎护肤养颜。大白菜中富含维生素C、维生素E，具有很好的护肤和养颜功效。

食用禁忌

大白菜在腐烂的过程中会产生亚硝酸盐，这种毒素能使血液中的血红蛋白丧失携氧能力，从而使人缺氧，所以要避免食用腐烂的大白菜。

油菜

性凉

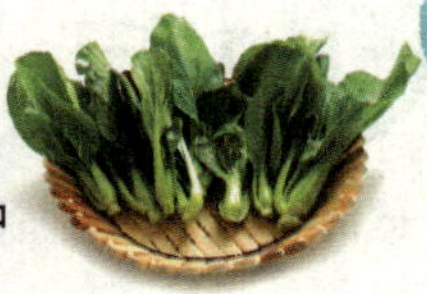

——活血化瘀，解毒消肿

性味归经	味辛，性凉。归肝、脾、肺经。
别名	芸苔、寒菜、胡菜。
热量	103千焦/100克。
营养成分	维生素A、胡萝卜素、维生素C、膳食纤维、钙、钾等。
适宜人群	适合口腔溃疡、齿龈出血、牙齿松动、瘀血腹痛、癌症等患者食用。

健康功效

◎油菜具有活血化瘀、解毒消肿、强身健体的功效。

◎油菜为低脂肪蔬菜，且含有膳食纤维，能与胆酸盐、胆固醇及甘油三酯结合，减少脂类的吸收，故有助于降血脂。

◎油菜中含有大量的膳食纤维，能促进肠道蠕动，从而预防和改善便秘。

食用禁忌

油菜不宜用水喷洒后存放。被水喷洒后，会导致细胞加速溃烂，营养素受到破坏而不宜食用。

圆白菜

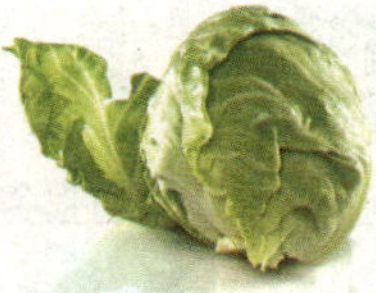

性平

——健脾益胃，抗菌消炎

性味归经	味甘，性平。归脾、胃经。
别名	包心菜、卷心菜。
热量	101千焦/100克。
营养成分	胡萝卜素、维生素C、钾、钙等。
适宜人群	适合久病体虚、痿软乏力、耳鸣健忘、小儿生长迟缓者食用。

健康功效

◎圆白菜具有利五脏、壮筋骨、抑菌消炎的功效，能够促进结缔组织的形成。

◎圆白菜可降低胆固醇、预防心血管疾病，还能清热除烦、消食下气，对口干舌燥、口臭便秘等上火症状有一定的改善作用。

食用禁忌

◎不宜烹炒过久。圆白菜过久烹炒会破坏多种维生素，使其营养价值降低。

◎由于圆白菜中的纤维含量十分丰富且粗糙，所以消化不佳、脾胃虚寒或腹泻者应尽量少食。

菜花

——润肺止咳，增强免疫力

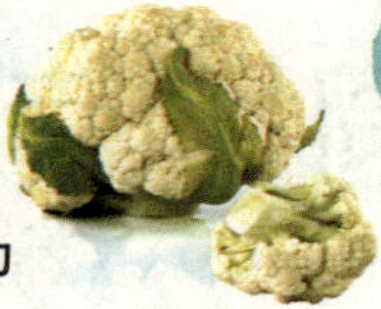

性平

性味归经	味甘，性平。归肾、脾、胃经。
别名	花菜、花椰菜。
热量	110千焦/100克。
营养成分	维生素C、类胡萝卜素、膳食纤维、钾、磷等。
适宜人群	适合免疫力较弱及易感冒者，容易上火、便秘者食用。

健康功效

◎菜花具有抗癌、抗感染、增强血管壁弹性、润肺止咳的功效。

◎菜花中所含的类黄酮是最好的血管清理剂，能够阻止胆固醇氧化，防止血小板凝结。

◎菜花的维生素C含量极高，能够增强人体免疫力。

食用禁忌

◎最好不与生黄瓜同时食用，因为生黄瓜中含有的维生素C分解酶会分解菜花中的维生素C，降低其营养价值。

◎菜花中含有丰富的纤维素，与动物肝脏同食会降低身体对其营养的吸收。

芹菜

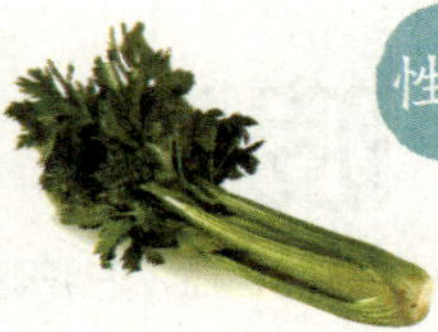

性凉

——清热解毒，平衡血压

性味归经	味辛、甘，性凉。归肝、胃、膀胱经。
别名	旱芹、香芹。
热量	71千焦/100克。
营养成分	膳食纤维、芹菜素、钾、铁、钙、磷等。
适宜人群	适合便秘、高血压患者食用。

健康功效

◎芹菜具有清热解毒、平衡血压、利水消肿的功效。

◎芹菜含酸性的降压成分，可使血管扩张，能对抗尼古丁、山埂茶碱引起的升压反应，从而降低血压。

◎芹菜含有利尿成分，可消除体内水钠潴留，利尿消肿。若以芹菜水煎饮服，可缓解乳糜尿。

食用禁忌

脾胃虚寒者、低血压患者不宜食用。烹调时不宜先切后洗，否则会造成大量水溶性维生素及矿物质流失，使营养价值大大降低。

菠菜

——滋阴补血，养肝明目

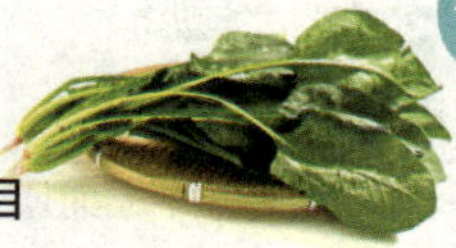

性凉

性味归经	味甘，性凉。归大肠、胃、肝经。
别名	菠棱、赤根菜。
热量	116千焦/100克。
营养成分	胡萝卜素、维生素A、维生素C、铁、钙、钾、膳食纤维、叶酸等。
适宜人群	适合孕妇、糖尿病患者、老年人、儿童等人群食用。

健康功效

◎滋阴补血、养肝明目。菠菜中所含的胡萝卜素在人体内能转变成维生素A，能维护正常视力和上皮细胞的健康，可增加预防传染病的能力，提高免疫力，促进儿童生长发育。

◎菠菜中所含有的核酸能防止衰老，可有效地预防阿尔茨海默病。

食用禁忌

◎儿童在腹泻时最好不要吃菠菜。

◎菠菜不能与黄豆同食，会影响消化和吸收。

茄子

——降血压，预防心血管疾病

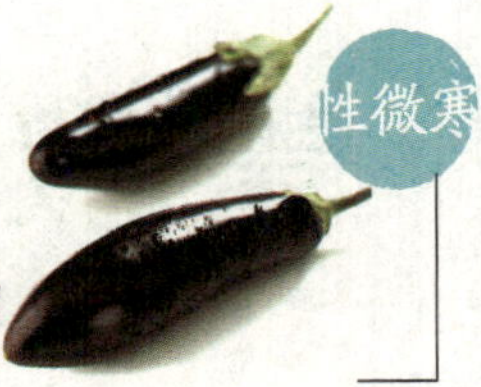

性味归经	味甘，性微寒。归胃、大肠经。
别名	茄瓜、矮瓜。
热量	132千焦/100克。
营养成分	碳水化合物、钾、磷、维生素P、维生素E等。
适宜人群	适合便秘、发热、高血压、动脉粥样硬化患者食用。

健康功效

◎茄子富含维生素P，维生素P能使血管保持弹性和生理功能，防止血管硬化和破裂。

◎紫茄子富含芦丁，可改善微细血管脆性，对咯血、紫癜（皮下出血、瘀血）及坏血病均有一定的预防和改善作用。

食用禁忌

茄子不宜长时间用水浸泡。如果在水中浸泡过久，茄子表皮变脆，很容易被微生物入侵，使茄肉腐烂变质。

青椒

性温

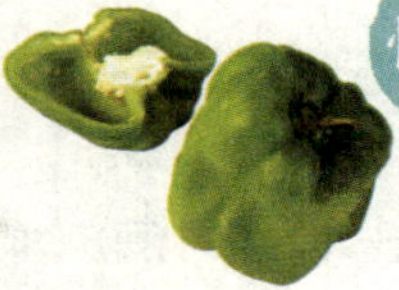

——散寒除湿，防止便秘

性味归经	味辛，性温。归大肠、胃经。
别名	柿子椒、甜椒。
热量	114千焦/100克。
营养成分	维生素C、维生素A、胡萝卜素、钠、钾、磷、钙等。
适宜人群	适合食欲不佳、伤风感冒、风湿性疾病患者食用。

健康功效

◎青椒具有散寒除湿、缓解疲劳、防止便秘的功效。

◎青椒富含维生素A和维生素C，可以保护眼睛、美化皮肤、预防感冒、增强机体抵抗力。

食用禁忌

◎青椒一次性不宜吃得过多，因为青椒有一定的刺激性，多吃会对胃肠道刺激过强，进而引起腹痛及其他不适。尤其是辣味重的青椒容易引发痔疮等炎症，故要少吃。

◎患溃疡、食道炎、咳喘、牙痛、痔疮的患者要忌吃。

苋菜

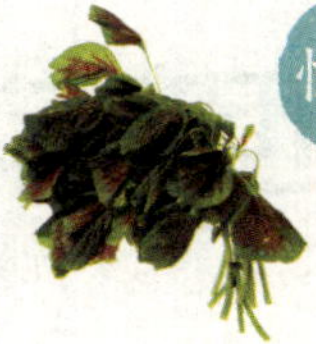

性凉

——利尿除湿，清热明目

性味归经	味甘、微苦，性凉。归肝、大肠、膀胱经。
别名	红杏菜、红苻菜。
热量	146千焦/100克。
营养成分	蛋白质、碳水化合物、膳食纤维、胡萝卜素、维生素A、维生素C、铁、钙、钾等。
适宜人群	大便干结、减肥者、黄疸病患者、肠胃炎患者宜食。

健康功效

◎苋菜有清热解毒、利尿除湿、止血止痢、通利大便、清热明目、润肌泽肤的功效。

◎苋菜的钙质含量是菠菜的两倍，而且不含草酸，不会影响钙质的吸收。尤其是苋菜的质地细软，非常适合小孩、老人食用。

食用禁忌

◎苋菜性寒凉，阴盛阳虚体质、脾虚便溏、消化不良或慢性腹泻者，不宜食用。

◎苋菜尽量不要与甲鱼同食，会造成食物中毒。

西蓝花

——宁心安神，清热明目

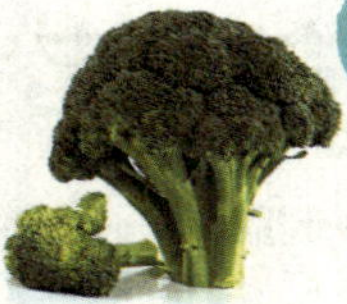

性平

性味归经	味甘，性平。归心、脾经。
别名	绿花椰菜、绿花菜。
热量	150千焦/100克。
营养成分	蛋白质、维生素A、钙、铁、磷等。
适宜人群	孕妇、维生素K缺乏者、耳鸣健忘、脾胃虚弱者宜食。

健康功效

◎西蓝花具有宁心安神、清热明目的功效。

◎西蓝花在预防和改善胃癌、乳腺癌方面效果尤佳，同时能起到阻止癌前病变细胞形成的作用，可抑制癌细胞的生成。

食用禁忌

◎西蓝花若长时间烹煮会丧失大量的营养成分，因此更适合凉拌食用。只要将西蓝花放在开水中稍微煮一下，再放入凉水中过凉即可调味食用。

◎动物肝脏中的铜会破坏西蓝花的维生素C，从而失去营养价值，因此西蓝花不要与动物肝脏一起食用。

豇豆

——清热解毒，健脾补肾

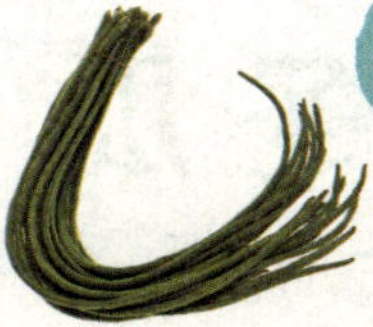

性平

性味归经	味甘，性平。归脾、肾经。
别名	饭豆、长豆角。
热量	135千焦/100克。
营养成分	蛋白质、维生素A、胡萝卜素、钾等。
适宜人群	适合糖尿病患者、尿频者食用。

健康功效

◎豇豆具有清热解毒、理中益气、健胃补肾等功效。

◎豇豆的一个重要功能是可以补肾，因此对尿频、遗精及一些妇科功能性疾病有辅助食疗功效。历代医家把豇豆视为治疗肾虚梦遗、滑精的妙药。

◎豇豆可以健脾、和胃，食积、气胀、打嗝的时候，取适量豇豆，细嚼后咽下，具有一定的缓解作用。

食用禁忌

豇豆不宜长时间烹调，否则会损失营养。豇豆多食易气滞，故气滞促结者应慎食豇豆，此外，豇豆是高嘌呤食物，痛风患者也不宜食用。

冬瓜

——消肿利尿，清热瘦身

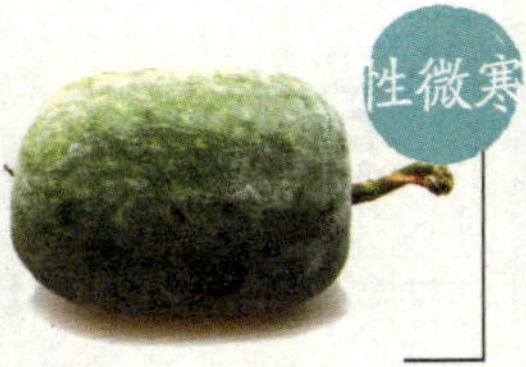

性味归经	味甘、淡，性微寒。归肺、胃、膀胱经。
别名	白瓜、白冬瓜、枕瓜。
热量	52千焦/100克。
营养成分	胡萝卜素、维生素C、葫芦巴碱、丙醇二酸、钾、钙、鸟氨酸、天冬氨酸等。
适宜人群	适合水肿、脚气病、癌症、糖尿病、冠心病、动脉硬化、高血压等患者食用。

健康功效

◎冬瓜含有多种维生素和微量元素，对防止老年性黄斑变性等眼病大有帮助。

◎冬瓜富含钾，含钠低，对慢性肾炎水肿、营养不良性水肿、孕妇水肿有改善作用。

◎冬瓜中所含的丙醇二酸能有效地抑制糖类转化为脂肪，加上冬瓜本身不含脂肪，因此可预防人体发胖。

食用禁忌

◎不宜多食、偏食。多食、偏食冬瓜后易耗伤阳气。

◎服用滋补药品时要忌食冬瓜。

黄瓜

——利水消肿，生津止咳

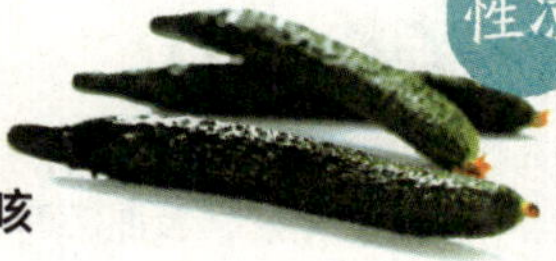

性凉

性味归经	味甘，性凉。归肺、胃、大肠经。
别名	胡瓜、刺瓜、王瓜。
热量	65千焦/100克。
营养成分	维生素C、维生素E、丙醇二酸、黄瓜酶等。
适宜人群	适合心烦口渴者及肥胖症、高脂血症、动脉粥样硬化、糖尿病等患者食用。

健康功效

◎黄瓜具有清热解毒、利水消肿、生津止渴的功效，还可起到延年益寿、抗衰老的作用。

◎黄瓜中的黄瓜酶有很强的生物活性，可润肤除皱。

◎鲜黄瓜中含有丙醇二酸，可以抑制糖类物质转变为脂肪，是很好的减肥食品，尤其对水肿型肥胖的效果更明显。

食用禁忌

◎黄瓜不宜与菠菜同食，会影响人体对维生素C的吸收。

◎不宜多食黄瓜腌制品。黄瓜腌制品的含盐量高，且含一定量的亚硝酸盐，对高血压、心衰患者不利。

丝瓜

——清热化痰，凉血解毒

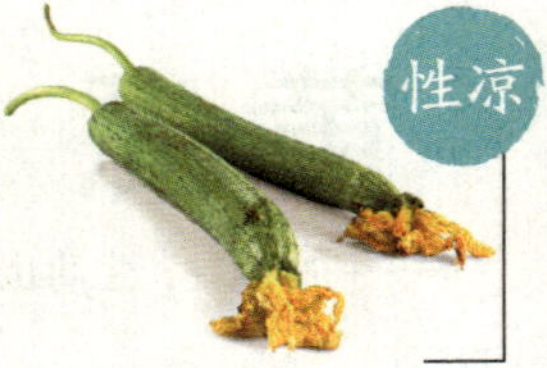

性味归经	味甘，性凉。归肺、胃、肝经。
别名	天罗、绵瓜、布瓜、天络瓜。
热量	90千焦/100克。
营养成分	钾、B族维生素、胡萝卜素、维生素C等。
适宜人群	适合百日咳、咽炎、哮喘患者食用。

健康功效

◎丝瓜具有清热化痰、凉血解毒、解暑除烦、通经活络的功效。

◎丝瓜中维生素C含量较高，可预防各种维生素C缺乏症。由于丝瓜中B族维生素含量较高，有利于小儿大脑发育及中老年人大脑健康。

食用禁忌

◎丝瓜性寒，多食易致泄泻，也不宜生食。

◎丝瓜性凉，芦荟性寒，二者同食易导致腹泻。

南瓜

——补中益气，防癌、抗癌

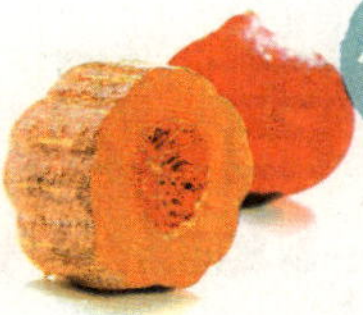

性味归经	味甘，性温。归脾、胃经。
别名	倭瓜、番瓜、麦瓜。
热量	97千焦/100克。
营养成分	果胶、甘露醇、维生素A、锌、钾、胡萝卜素、蛋白质等。
适宜人群	适合高脂血症、高血压、冠心病患者食用。

健康功效

南瓜具有补中益气、解毒杀虫、防癌、抗癌的功效。南瓜中含有丰富的锌，锌能参与人体内核酸、蛋白质的合成，是肾上腺皮质激素的固有成分，人体生长发育的重要物质。另外，南瓜所含的甘露醇有利尿通便的作用，可以促使体内的毒素随尿液、粪便排出体外。

食用禁忌

若发现南瓜表皮有溃烂或切开后有酒精味，则不可食用。也不宜切碎弃汁做馅用，否则会损失大量水溶性维生素，降低其营养价值。

苦瓜

——解毒明目，补气益精

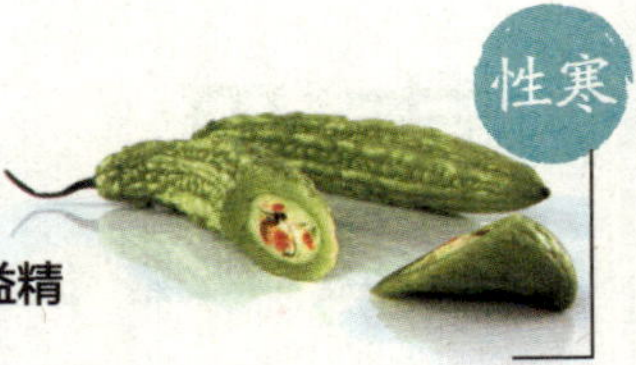

性味归经	味苦，性寒。归胃、心、肝经。
别名	癞瓜、凉瓜。
热量	91千焦/100克。
营养成分	维生素C、膳食纤维、胡萝卜素、苦瓜苷、钾。
适宜人群	适合糖尿病、中暑发热者食用。

健康功效

◎苦瓜具有清热降火、解毒明目、补气益精、止渴消暑、中和乳酸的功效，并有助于人体维持血液的酸碱平衡。

◎苦瓜的维生素C含量很高，具有预防坏血病、保护细胞膜、预防动脉粥样硬化、提高机体应激能力、保护心脏等作用。

食用禁忌

◎不宜一次性吃得过多。

◎孕妇不宜吃苦瓜，因苦瓜含奎宁，会刺激子宫收缩，易引起流产。

◎苦瓜性凉，脾胃虚寒者不宜食用。

莴笋

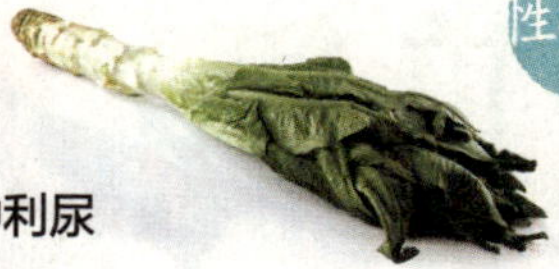

——补益五脏，消肿利尿

性微寒

性味归经	味甘、微苦，性微寒。归心、脾、胃、肺经。
别名	莴苣、青笋、生笋。
热量	62千焦/100克。
营养成分	钾、磷、钙、钠、莴笋素、胡萝卜素等。
适宜人群	适合神经官能症、高血压、心律不齐、失眠等患者食用。

健康功效

◎莴笋具有利五脏、通经脉、清胃热、利尿的功效。

◎莴笋味道清新且略带苦味，可刺激消化酶分泌，增进食欲。

◎莴笋茎叶中含有的莴笋素，能促进胃液分泌，改善消化系统的功能，增进食欲。

食用禁忌

不宜用铜制器皿烹饪及存放莴笋。因为会破坏莴笋中的维生素C，使其营养价值降低。

竹笋

——清肺化痰，利膈爽胃

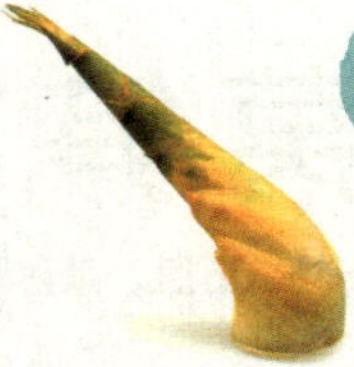

性寒

性味归经	味甘，微苦。归肺、胃、大肠经。
别名	竹萌、竹芽。
热量	96千焦/100克。
营养成分	蛋白质、膳食纤维、钾、磷、钙，以及胡萝卜素、B族维生素、维生素C等。
适宜人群	适合体弱者、高血压及糖尿病患者、便秘者经常食用。

健康功效

◎竹笋具有利水道、解酒毒、益气力、清肺化痰、利膈爽胃的功效。

◎竹笋清脆爽口，含有蛋白质、多种氨基酸、维生素、丰富的膳食纤维等，能促进肠道蠕动，既有助于消化，又能预防便秘。

食用禁忌

◎胃溃疡、胃出血、尿路结石、肾炎、肝硬化、骨质疏松、佝偻病患者忌食。

◎竹笋含大量的膳食纤维，食用过多不易消化，因此，年老体弱者、消化不良者不宜多吃。

芦笋

——缓解疲劳，美容养颜

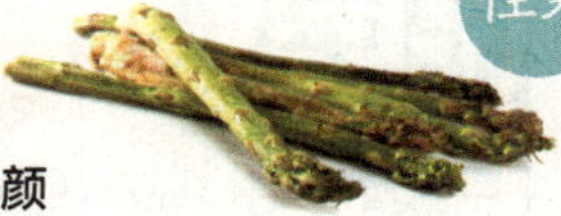

性寒

性味归经	味甘，性寒。归胃、肺经。
别名	文山竹、笋尖马。
热量	93千焦/100克。
营养成分	叶酸、膳食纤维、钾、维生素C、胡萝卜素、天冬氨酸、甾体皂苷类等。
适宜人群	适合高血压、便秘、心脏病等患者食用。

健康功效

芦笋具有提升免疫力、缓解疲劳、美容养颜的功效，对水肿、膀胱炎、排尿困难等病症也有一定的缓解作用。另外，芦笋中还含有较多的甾体皂苷类物质，这些物质对预防癌症有很好的作用。

食用禁忌

◎芦笋虽然美味爽口，但是不适合生食，应尽快食用，不宜保存过久。

◎芦笋可炒食、凉拌。烹调前，应在清水中浸泡30分钟左右，以去除苦味。

胡萝卜

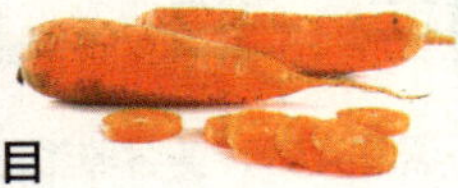

——健脾消食，补肝明目

性平

性味归经	味甘，性平。归肺、脾、肝经。
别名	黄萝卜。
热量	191千焦/100克。
营养成分	膳食纤维、胡萝卜素、维生素A、钾、钙等。
适宜人群	适合糖尿病、夜盲症、便秘、百日咳等患者。

健康功效

◎胡萝卜具有健脾消食、补肝明目、润肠通便、清热解毒的功效。另外，胡萝卜含有降糖物质，是糖尿病患者的健康之选；还有降血压、强心的作用，是高血压、冠心病患者的食疗佳品。

◎胡萝卜含有丰富的膳食纤维，吸水性强，在肠道中体积容易膨胀，是肠道中的“充盈物质”，可促进肠道的蠕动，从而利膈宽肠，通便防癌。

食用禁忌

胡萝卜不宜生食，因为胡萝卜素属脂溶性维生素，所以需加油炒熟食之。

白萝卜

——散气补中，生津止渴

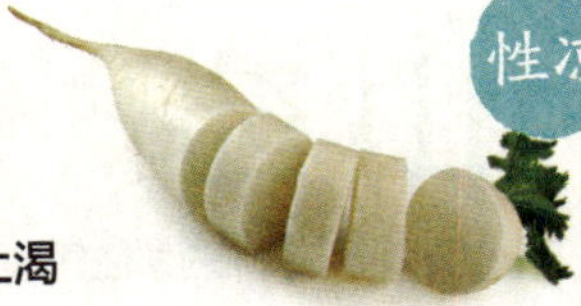

性凉

性味归经	味甘，性凉。归脾、胃、肺经。
别名	莱菔、罗服。
热量	94千焦/100克。
营养成分	膳食纤维、维生素C、钾、钙、木质素、淀粉酶等。
适宜人群	适合大便不畅、支气管炎、肺炎、痢疾等患者食用。

健康功效

◎白萝卜有下气补中、生津止渴等功效。

◎白萝卜含木质素，能提高巨噬细胞的活力。

◎白萝卜所含的多种酶能分解致癌的亚硝酸胺，具有很好的抗癌防癌作用。

食用禁忌

◎忌剥皮食用。白萝卜所含的钙有90%集中在皮内，去皮会降低其营养价值。

◎体质虚弱、脾胃虚寒、胃及十二指肠溃疡、慢性胃炎、单纯甲状腺肿、子宫脱垂等患者忌多食。

山药

——补脾养胃，生津益气

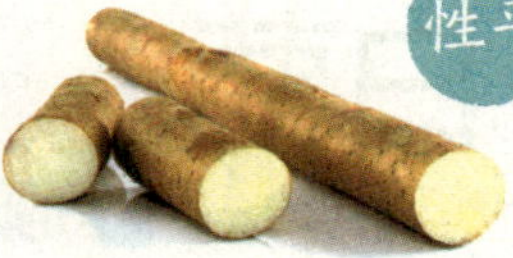

性平

性味归经	味甘，性平。归肺、肾经。
别名	薯蓣、淮山。
热量	240千焦/100克。
营养成分	黏液蛋白、淀粉酶、薯蓣皂苷、钾、磷等。
适宜人群	适合脾胃虚弱、食少体倦、泄泻等人群食用。

健康功效

◎山药具有补脾养胃、生津益肺、补肾固精的功效。

◎山药中的薯蓣皂苷被称为天然的“激素之母”，它会在体内转化成脱氢表雄酮，能促进内分泌激素的合成，改善体质。

食用禁忌

◎山药忌加碱煮食或久煮后食用，以免破坏山药中的淀粉酶，减弱营养的作用。

◎山药中的淀粉含量较高，大便干燥、便秘者最好少吃。此外，山药是偏补益的药，体质偏热、容易上火的人也要少吃。

土豆

性平

——健脾养胃，益气和中

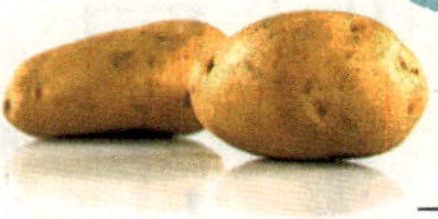

性味归经	味甘，性平。归胃、大肠经。
别名	马铃薯、洋芋。
热量	323千焦/100克。
营养成分	蛋白质、B族维生素、膳食纤维、维生素C、淀粉、钾、钙等。
适宜人群	适合高血压、高脂血症、脾虚纳少、关节疼痛者食用。

健康功效

◎土豆具有健脾养胃、益气和中的功效。

◎土豆含有丰富的维生素及钙、钾等矿物质，且易于消化吸收，尤其有利于肾炎性水肿患者的康复。

◎土豆中含有大量淀粉、蛋白质、B族维生素、维生素C等，能够促进脾胃的消化功能。

食用禁忌

忌吃发芽的土豆。发芽土豆中的龙葵素含量会显著增加，极易引发食物中毒。此外，土豆不能与香蕉同食，可能会导致面部生斑。

茼蒿

性平

——补血活血，润肠通便

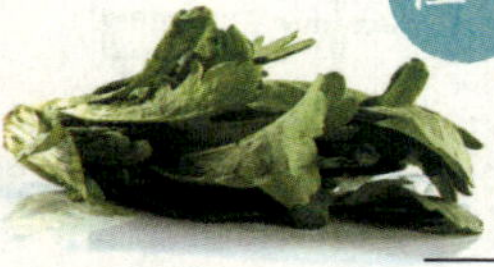

性味归经	味辛、甘，性平。归肝、肺、胃经。
别名	蓬蒿、蒿子秆。
热量	98千焦/100克。
营养成分	膳食纤维、胡萝卜素、叶酸、钾等。
适宜人群	适合咳嗽、痰多、脾胃不和、习惯性便秘、高血压等患者食用。

健康功效

◎茼蒿含有挥发油和胆碱等有效成分，具有降血压、补脑的作用。

◎茼蒿具有宁心安神、疏肝理气、健脾养胃、化痰除湿的作用。主要用于缓解神经衰弱、头晕目眩、睡眠不安、高血压、咳嗽痰多、食欲不振、消化不良、小腹冷痛、疝气等病症。

食用禁忌

因为茼蒿的根部容易附着泥沙，所以清洗的时候应逐叶剥下并用水仔细搓洗，不宜随便用水冲一冲就食用。

洋葱

——抵抗病毒，增强免疫力

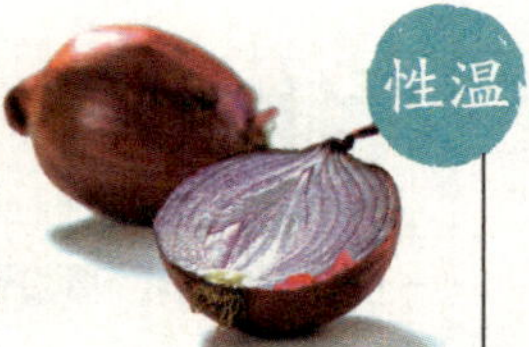

性味归经	味辛、甘，性温。归肺经。
别名	葱头、玉葱、圆葱。
热量	169千焦/100克。
营养成分	前列腺素A、大蒜素、钾、磷、钙、硫化丙烯。
适宜人群	适合高血压、动脉粥样硬化等患者食用。

健康功效

◎洋葱具有降血压、预防感冒、增强免疫力的功效。

◎洋葱是目前所知唯一含前列腺素A的食物，这种物质能降压、降糖；洋葱鳞茎和叶子中含有一种被称为硫化丙烯的油脂性挥发物，这种物质能抗寒、抵御流感病毒侵袭，有很强的杀菌作用。

食用禁忌

◎洋葱不能与蜂蜜同食，会损伤眼睛，严重者会导致失明。

◎眼部疾病患者及眼部充血者、瘙痒性皮肤病患者、发热及热病患者忌食。

韭菜

性温

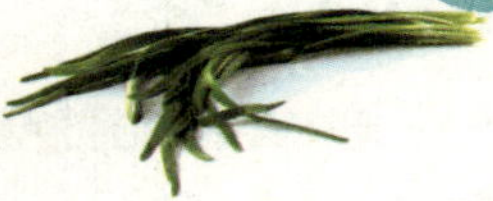

——补肾壮阳，调和五脏

性味归经	味辛，性温。归肝、胃、肾经。
别名	壮阳草、扁草。
热量	120千焦/100克。
营养成分	胡萝卜素、维生素A、维生素C、硫化物、蒜素、钙、钾等。
适宜人群	一般人群都可食用，尤其适合阳痿的患者食用。

健康功效

◎韭菜具有温中开胃、行气活血、补肾助阳、调和脏腑的功效。

◎韭菜含有挥发性精油及硫化物等特殊成分，能散发出一种独特的辛香气味，有助于疏调肝气，具有增进食欲、增强消化的功能。

食用禁忌

◎过量食用韭菜会导致口臭和目眩，所以忌多食。

◎韭菜含硫化物，遇热易挥发，且加热过久会变软，因此不宜用小火炒，否则影响口感。

莲藕

——健脾益气，开胃消食

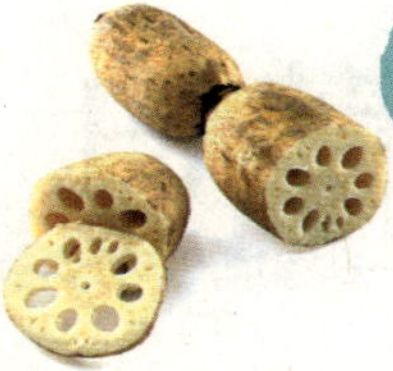

性寒

性味归经	味甘，性寒。归心、脾、胃经。
别名	藕、荷梗、灵根。
热量	304千焦/100克。
营养成分	淀粉、维生素C、维生素K、铁、钙、钾等。
适宜人群	适合食欲不振、肺病、肠炎患者、中老年人食用。

健康功效

◎莲藕具有清热生津、健脾益气、开胃消食、凉血止血的功效。

◎莲藕中含有丰富的维生素K，具有止血的作用，对于瘀血、吐血、流鼻血、尿血、便血者及产妇极为有益。

食用禁忌

忌多吃生藕。因为水生作物的生长水域污染严重，会使莲藕表面带有姜片虫的幼虫，而且稍作洗涤很难把表面的寄生虫全部除尽。若大量生吃莲藕很可能使人感染姜片虫病。

茭白

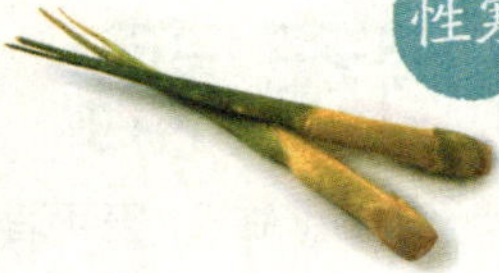

性寒

——祛除烦热，开胃解毒

性味归经	味甘，性寒。归胃、胆经。
别名	茭瓜、茭笋。
热量	110千焦/100克。
营养成分	蛋白质、豆甾醇、膳食纤维、钾、钙、磷及维生素B_1、维生素B_2、烟酸、维生素C等。
适宜人群	适合阴虚内热、热病口渴、酒精中毒、消化不良、大便秘结及高血压等患者食用。

健康功效

◎茭白具有祛烦热、除目黄、治消渴、开胃、解毒及利大小便的功效。

◎茭白含有丰富的水分、蛋白质、碳水化合物、粗纤维，以及各种维生素、胡萝卜素和矿物质，其中部分有机氮以氨基酸状态存在。茭白中含有的豆甾醇能清除体内的活性氧，抑制酪氨酸酶活性，故有美白的功效。

食用禁忌

不宜食用久放变质的茭白。因为久放变质的茭白中含有大量的亚硝酸盐，食用后易导致亚硝酸盐中毒。

小白菜

——清热解烦，降火解毒

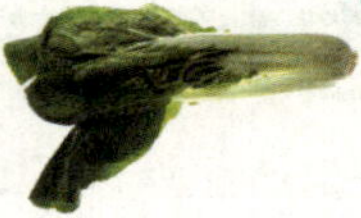

性微寒

性味归经	味甘，性微寒。归肺、胃、膀胱经。
别名	鸡毛菜。
热量	72千焦/100克。
营养成分	膳食纤维、维生素A、钙等。
适宜人群	尤其适合上火者和儿童食用。

健康功效

◎小白菜富含各种维生素和矿物质，有助于增强机体免疫力。

◎小白菜中含有大量的胡萝卜素，比豆类、西红柿、瓜类都多，并且还含有丰富的维生素C，进入人体后，可促进皮肤细胞代谢，防止皮肤粗糙及色素沉着，使皮肤亮洁，延缓衰老。

食用禁忌

◎小白菜忌与兔肉同食。兔肉性寒凉，易致腹泻；小白菜也有通便的作用。二者同食，更容易引起腹泻或呕吐。

◎过敏体质者忌食。

西葫芦

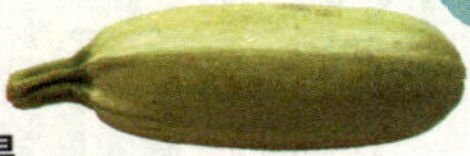

性寒

——清热利尿，除烦止渴

性味归经	味甘，性寒。归脾、胃、肾经。
别名	茭瓜、角瓜。
热量	79千焦/100克。
营养成分	瓜氨酸、天冬氨酸、葫芦巴碱、钾、磷等。
适宜人群	糖尿病、水肿、腹胀等患者。

健康功效

◎西葫芦具有清热利尿、除烦止渴、润肺止咳、消肿散结的功效。此外，西葫芦还含有一种干扰素的诱生剂，可刺激机体产生干扰素，有助于人体提高免疫力，进而增强抗病力。

◎西葫芦所含的葫芦巴碱具有促进人体胰岛素分泌的作用，可改善糖尿病症状。

食用禁忌

◎不宜生吃，烹调时不宜煮得太烂，以免破坏其营养成分；种子变硬的西葫芦不宜食用。

◎西葫芦性寒，故脾胃虚寒者忌多食。

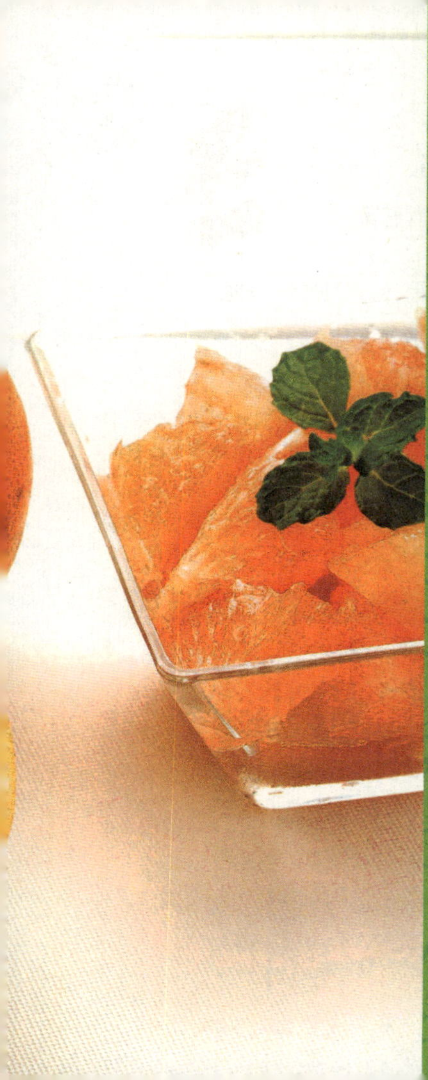

第四章 水果类性味功效速查

俗话说：『遍尝百果能成仙』，说的就是水果的神奇功效。现代医学研究表明，水果所含的营养素对很多疾病都有不同程度的缓解和改善作用，而且水果属于低蛋白、低脂肪、高水分的食物，除了减肥瘦身之外还能为身体增添活力，让人神清气爽，所以平时要多吃一些水果。

樱桃

——调中益气，滋养肝肾

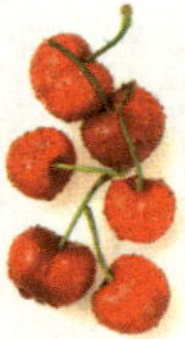

性温

性味归经	味甘、微酸，性温。归脾、胃经。
别名	朱果、朱樱。
热量	194千焦/100克。
营养成分	碳水化合物、膳食纤维、胡萝卜素、维生素A、维生素B_1、维生素B_2、维生素C及钾、磷、镁、钙、钠等。
适宜人群	一般人均可食用。尤其适合消化不良、风湿腰腿痛、体质虚弱、面色无华、贫血者食用。

健康功效

◎樱桃有益脾养胃、调中益气、滋养肝肾、涩精止泻、治虚补元、益气通络、祛风除湿等功效。

◎樱桃含铁量高，能促进血红蛋白再生，既可防治缺铁性贫血，又可增强体质，健脑益智。

食用禁忌

◎樱桃性温热，热性病及虚热咳嗽者忌食。

◎不宜食用樱桃核仁。樱桃核仁中含有氰苷，在胃酸作用下能形成氢氰酸，会导致中毒。

葡萄

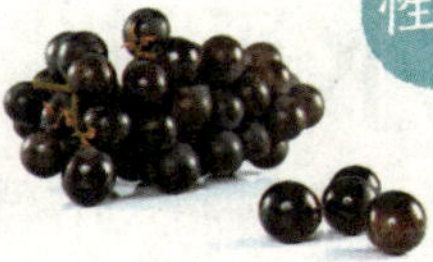

性平

——健胃益气，除烦解渴

性味归经	味甘、酸，性平。归脾、肺、肾经。
别名	蒲桃。
热量	185千焦/100克。
营养成分	葡萄糖、天然聚合苯酚、钙、磷、铁、钠、钾、镁、锌、硒、铜、锰、烟酸、维生素A、维生素B_1、维生素B_2、维生素C、维生素E、多种氨基酸等。
适宜人群	适合声音嘶哑者食用。

健康功效

◎葡萄具有除烦解渴、健胃益气、增进食欲、补气养血、利尿消肿、补虚养身、延年增寿的功效。

◎葡萄所含的十几种氨基酸及卵磷脂，对神经衰弱、肺虚咳嗽等病症有一定改善作用。

食用禁忌

葡萄不宜与海产品同食。因为葡萄中含有较多的鞣酸，两者同食，会阻碍人体对钙的吸收。

水蜜桃

——生津润肠，活血生津

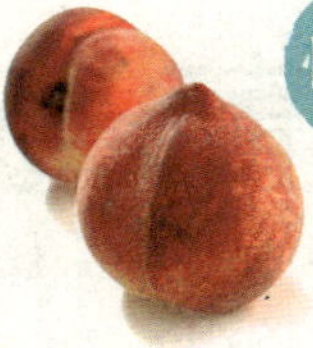

性温

性味归经	味甘、酸，性温。归肝、大肠经。
别名	桃实、毛桃、蜜桃。
热量	180千焦/100克。
营养成分	烟酸、维生素E、维生素B_1、果酸、钾、磷、钙、膳食纤维等。
适宜人群	适合低血糖、肺病、肝病、缺铁性贫血患者食用，尤其适合气血两亏、面黄肌瘦、心悸气短、便秘、闭经等患者食用。

健康功效

◎水蜜桃具有生津、润肠、活血、消积的功效。

◎因为水蜜桃含钾多，含钠少，适合水肿患者食用。

◎水蜜桃含有有机酸和膳食纤维，能促进消化、增强食欲、润肠通便。

食用禁忌

水蜜桃不宜多食，如果食用过多，会导致口干、口渴、咽喉疼痛，易生疮者食用过多，身上还会起疮。因此，水蜜桃每日的最佳食用量为1个。

杏

——生津止渴，防癌、抗癌

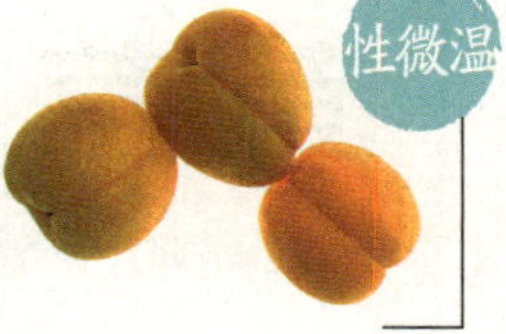

性味归经	味甘、酸，性微温。归肺、肾经。
别名	杏子。
热量	160千焦/100克。
营养成分	钾、磷、钙、铁、膳食纤维、维生素A、胡萝卜素、儿茶酚胺、类黄酮及苦杏仁苷等。
适宜人群	适合有呼吸系统疾病者食用，因为杏有润喉的功效。

健康功效

◎杏具有防癌、抗癌、止咳、平喘、祛痰、润肠通便、生津止咳、收敛止泻的功效。

◎杏含有丰富的铁及胡萝卜素，很适合缺铁性贫血患者食用。此外，杏含有儿茶酚胺、类黄酮，所以杏具有预防心脏病和减少心肌梗死的作用。

食用禁忌

杏的酸性很强，不宜过多食用。多食可能会导致体内草酸蓄积，与体内的钙离子结合后形成结石，危害身体健康。

草莓

——改善贫血，保养肝脏

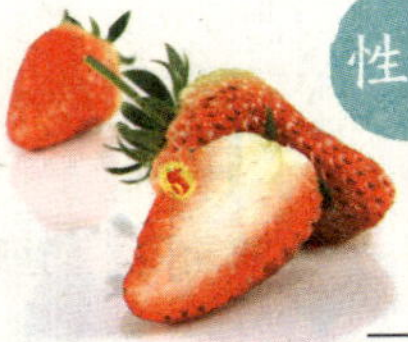

性味归经	味甘、酸，性凉。归脾、胃、肺经。
别名	红莓、地莓。
热量	134千焦/100克。
营养成分	维生素C、胡萝卜素、钙、磷、钾、铁、苹果酸、维生素E、膳食纤维、果胶等。
适宜人群	适合发热、口渴、虚劳骨蒸、音哑或失音者，以及慢性肝炎、肝硬化患者食用。

健康功效

◎草莓具有美白肌肤、瘦身、预防坏血病及动脉硬化的功效。

◎草莓中所含的胡萝卜素是合成维生素A的重要物质，经常食用草莓有助于明目养肝。

◎草莓含铁量很高，再加上含有丰富的维生素C，可以促进铁的吸收，改善贫血症状。

食用禁忌

洗干净的草莓不宜立即食用，最好再用淡盐水或淘米水浸泡5分钟后食用。

柠檬

——生津止渴，祛暑安胎

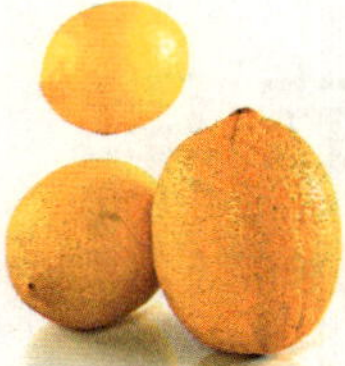

性微寒

性味归经	味极酸、性微寒。归胃、肝、肺经。
别名	黎檬子、柠果。
热量	156千焦/100克。
营养成分	维生素B_1、维生素C、烟酸、有机酸、钾、钙、镁、铁等。
适宜人群	适合高血压、肾结石、心脑血管疾病等患者食用。

健康功效

◎柠檬具有生津止渴、祛暑安胎、开胃消食的功效。

◎柠檬含有烟酸和丰富的有机酸，有很强的抗菌作用。同时，柠檬还可以促进肠胃蠕动，有助于食物的消化和吸收。

◎柠檬富有香气，常榨汁喝不仅能让人精神振奋，还可增进食欲。

食用禁忌

柠檬不宜鲜食、多食，因为其味道过酸，生食、多食后可能会导致胃肠功能受损，引起腹泻。

苹果

——提神醒脑，润肺除烦

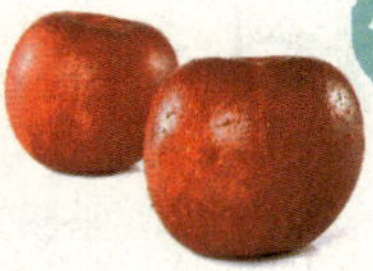

性味归经	味甘、微酸，性凉。归脾、胃、肺经。
别名	柰、滔婆。
热量	227千焦/100克。
营养成分	膳食纤维、维生素C、维生素E、有机酸、类黄酮、钾、磷、铁等。
适宜人群	适合脾胃虚弱、胃炎、腹泻、结肠炎、高血压等患者食用。

健康功效

◎苹果具有提神醒脑、润肺除烦、生津止渴、通利大便的功效。

◎因为苹果是碱性食物，食用后可以迅速中和体内过多的酸性物质，增强体力和抗病能力。

◎苹果散发的香气是缓解抑郁和压抑感的“良药”。有专家指出，苹果的香气对人的心理有着显著影响，能够有效消除心理压抑感。

食用禁忌

饭前不宜吃苹果，以免影响正常的消化功能。

芒果

——益胃止呕，解渴利尿

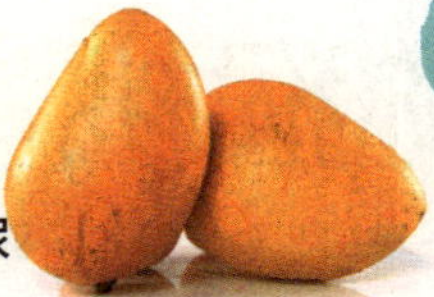

性凉

性味归经	味甘、酸，性凉。归胃经。
别名	名果、檬果、庵罗果、蜜望子、香盖。
热量	146千焦/100克。
营养成分	胡萝卜素、维生素C、维生素A、维生素E、钾、镁、膳食纤维、芒果苷等。
适宜人群	适合便秘、高血压、动脉粥样硬化等患者食用。

健康功效

◎芒果具有益胃止呕、解渴利尿的功效。

◎芒果中的维生素A含量特别高，适当摄取有助于预防夜盲症。

◎芒果中含有丰富的膳食纤维，能促进胃肠蠕动，帮助排便，对于缓解便秘具有一定的好处。

食用禁忌

不宜一次性吃太多芒果，即使对芒果不过敏，过量食用也可能会导致喉咙麻木不适。

猕猴桃

——美白肌肤，美容瘦身

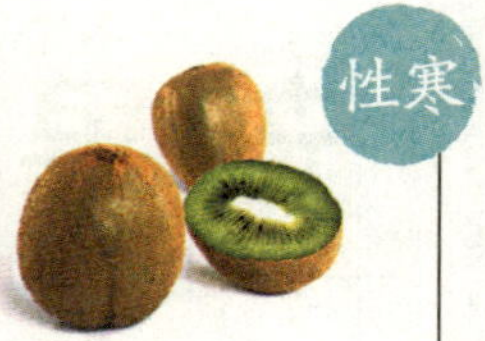

性味归经	味甘、酸，性寒。归胃、膀胱经。
别名	毛桃、藤梨。
热量	257千焦/100克。
营养成分	维生素C、胡萝卜素、维生素A、钙、铁、钾、叶酸等。
适宜人群	适合高脂血症、高血压、冠心病等患者食用。

健康功效

◎猕猴桃所含营养素具有美白肌肤、美容瘦身、预防坏血病的功效。

◎猕猴桃含有丰富的叶酸，是维护神经系统健康的必需物质之一，能预防胚胎神经管畸形。

食用禁忌

◎不宜食用未成熟的猕猴桃。未成熟的猕猴桃不仅口味差，而且含有对身体有害的成分。

◎脾胃虚寒、风寒感冒、疟疾、寒湿痢疾、慢性胃炎患者及经期女性忌多食。

山竹

性寒

——解热降火，清热润肺

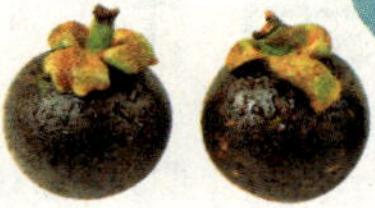

性味归经	味甘，性寒。归脾、大肠、肺经。
别名	山竺、山竹子。
热量	71千焦/100克。
营养成分	蛋白质、膳食纤维、维生素C、钙、铁等。
适宜人群	一般人都可以食用，特别适合上火者、酒醉者食用。

健康功效

◎山竹具有润肤除燥、解热降火的作用，对缓解上火症状及改善皮肤病有很好的辅助食疗效果。此外，它不仅能抗氧化，还能增强免疫系统健康。

◎山竹含有丰富的蛋白质和脂类，对身体有很好的补养作用，适合体弱、营养不良、病后的人食用。

食用禁忌

体质虚弱者、肾病和心脏病患者应少吃。另外，山竹含糖量比较高，肥胖者不宜多吃，糖尿病患者应禁食。

荔枝

——养心补脾，润肺止咳

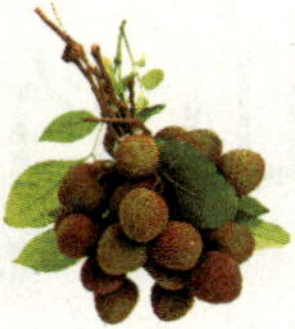

性温

性味归经	味甘、微酸，性温。归脾、胃、肝经。
别名	离支、丹荔。
热量	296千焦/100克。
营养成分	单宁、果糖、维生素C、蛋白质、钾、磷等。
适宜人群	适合产妇、老年人、体质虚弱者以及贫血、胃寒、口臭者食用。

健康功效

◎荔枝具有益气补血、养心补脾、润肺止咳的功效。

◎荔枝中富含的维生素C，可促进微细血管血液循环，防止雀斑生成，令皮肤更加光滑，是天然的美容养颜佳品。

食用禁忌

荔枝不宜多食。多食荔枝会使血液中果糖增多，葡萄糖减少，出现低血糖症状。

柚子

——降低血糖，消食和胃

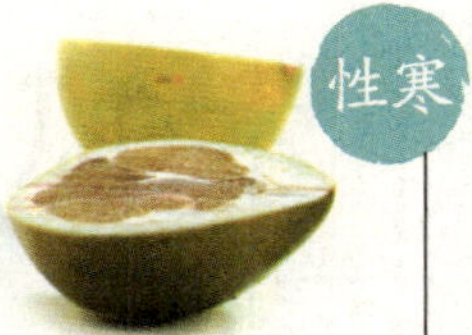

性味归经	味甘、酸，性寒。归胃、肺经。
别名	雷柚、碌柚、胡柑。
热量	177千焦/100克。
营养成分	碳水化合物、钾、钙、磷、镁、胡萝卜素、维生素B_1、维生素B_2、维生素C等。
适宜人群	适合胃病、消化不良、慢性支气管炎、咳嗽、痰多气喘者及高血压、中风患者食用。

健康功效

◎柚子具有消食和胃、理气化痰、解酒毒的功效。

◎柚子汁能降低血糖，糖尿病患者可适当食用。

◎柚子肉中的维生素C含量很丰富，有降血脂、降低血液黏稠度、减少血栓形成、预防脑血管疾病（如脑血栓、中风）等功效。柚子还富含钾，具有辅助降血压作用。

食用禁忌

柚子不宜多食。柚子多食伤胃，尤其是儿童及脾胃虚弱者，多食后容易导致腹胀、腹泻等症。

木瓜

——平肝舒缓，和胃化湿

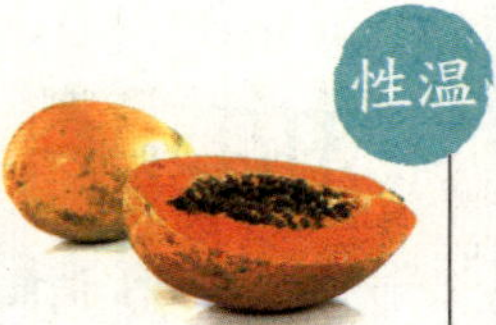

性味归经	味甘、酸，性温。归肝、脾经。
别名	乳瓜、番瓜。
热量	121千焦/100克。
营养成分	木瓜蛋白酶、维生素A、维生素C、胡萝卜素。
适宜人群	适合消化不良者、肝病患者、风湿性关节炎患者食用。

健康功效

◎木瓜具有平肝舒筋、和胃化湿、防癌、抗癌的功效。

◎木瓜特有的木瓜蛋白酶可以治胃病，它独有的木瓜碱具有抗肿瘤的功效。

◎木瓜中含有大量水分、碳水化合物、蛋白质、脂肪、多种维生素及多种人体必需的氨基酸，可有效补充人体的养分，增强机体的抗病能力。

◎木瓜碱和木瓜蛋白酶还有助于杀虫抗菌。

食用禁忌

木瓜中的番木瓜碱，对人体有微毒，所以不宜多食。另外，也不宜多食木瓜的种子。

火龙果

性平

——排毒解毒，美白润肤

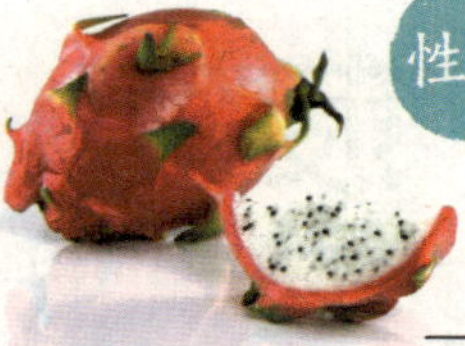

性味归经	味甘，性平。归胃、大肠经。
别名	青龙果、红龙果。
热量	50千焦/100克。
营养成分	膳食纤维、B族维生素、维生素C、铁、钾等。
适宜人群	一般人群都可以食用，尤其适合女性食用。

健康功效

◎火龙果具有排毒解毒、保护胃壁、抗衰老、美容养颜、美白润肤的功效。

◎火龙果富含膳食纤维，具有促进消化、预防便秘的功效。

◎火龙果含有维生素C，可以润泽皮肤。另外，火龙果还有助于缓解压力、安定情绪。

食用禁忌

◎女性体质虚寒者不宜食用过多。

◎经常腹泻的人要少吃。

菠萝

——清热解渴，消食止泻

性平

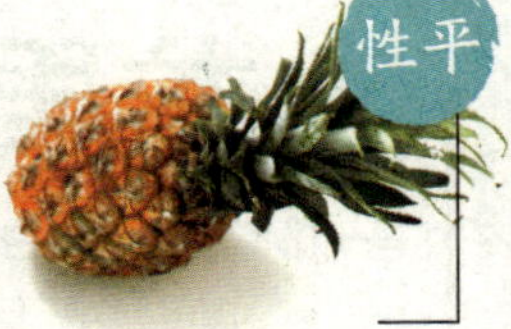

性味归经	味甘、微酸，性平。归脾、胃、肺经。
别名	凤梨、黄梨。
热量	182千焦/100克。
营养成分	菠萝蛋白酶、生物碱、钾、维生素C等。
适宜人群	适合腹泻、食欲不振、消化不良者食用。

健康功效

◎菠萝所含营养素具有改善血液循环、清热解渴、消食止泻的功效。

◎菠萝汁能有效地分解脂肪，适合女性食用，有助于控制体重。

◎菠萝所含的生物碱及蛋白酶可以抑制血液凝块，预防冠状动脉和脑动脉血管栓塞所引起的疾病。

食用禁忌

菠萝汁多、香甜，营养丰富，深受人们喜爱。但菠萝中的苷类对人的皮肤、口腔黏膜有一定的刺激性，所以菠萝宜用盐水浸泡后食用。

甘蔗

——滋阴润燥，清热解毒

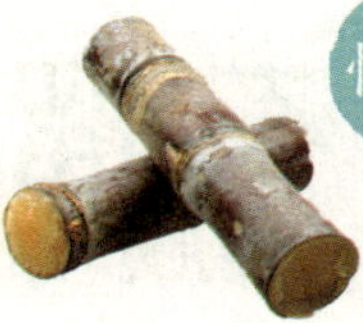

性寒

性味归经	味甘、涩，性寒。归胃、肺经。
别名	竹蔗、干蔗。
热量	68千焦/100克。
营养成分	糖类、多种氨基酸、维生素B_1、维生素B_2、维生素C、钙、磷、铁、钾等。
适宜人群	口干舌燥者、目赤红肿者、大便燥结者。

健康功效

◎甘蔗具有滋阴润燥、和胃止呕、清热解毒、生津止渴、利二便、解酒毒的功效。

◎甘蔗含有多种营养素，有滋补、清热的作用，可补充体力。

◎甘蔗可为机体补充充足的热量，对防治低血糖、消除疲劳、中暑等有较好的功效。

食用禁忌

不宜食用霉变的甘蔗。因为食用霉变的甘蔗，轻者会出现恶心呕吐、腹痛腹泻等症状，重者还可能会导致死亡。

石榴

——生津止渴，美容养颜

性平

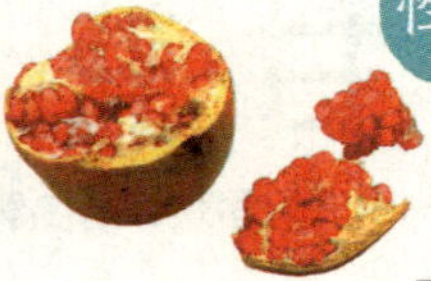

性味归经	味甘、微酸、涩，性平。归胃、大肠经。
别名	安石榴、海榴。
热量	304千焦/100克。
营养成分	糖类、碳水化合物、维生素E、维生素C及钾、磷、镁、钙等。
适宜人群	口干舌燥、腹泻、口臭者更适宜食用。

健康功效

◎石榴具有生津止渴、杀虫、美容养颜的功效。

◎甜石榴偏重于改善咽喉肿痛与醉酒不醒；而酸石榴可以用来改善腹泻、痢疾、血崩带下等病症。石榴皮除驱虫作用外，还有极强的收敛杀菌功效。

◎石榴汁含有多种氨基酸和微量元素，对饮酒过度者，有解酒奇效。

食用禁忌

石榴不宜多食。石榴中含有丰富的有机酸，多食容易损伤牙齿，其汁液中的色素也会使牙齿变黑。另外，多食石榴还容易生痰。

李子

——清热生津，利水消肿

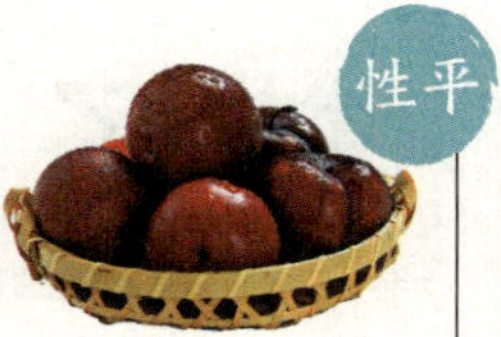

性味归经	味甘、酸，性平。归肝、肾、胃经。
别名	嘉庆子、嘉应子。
热量	157千焦/100克。
营养成分	维生素C、胡萝卜素、维生素A、钾、果酸、氨基酸、脯氨酸、丙氨酸、苏氨酸等。
适宜人群	适合发热、口渴、慢性肝炎患者，教师、演员音哑或失音者食用。

健康功效

◎李子具有清肝热、生津液、利水消肿的功效。

◎李子能够利尿消肿、散瘀，对便秘、小便不利、外伤瘀血、痰饮咳嗽、水气肿满、毒虫咬伤等有改善作用，还有美容作用。

食用禁忌

◎李子中含有大量的果酸，不宜过量食用，否则易引起胃痛，胃酸过多者更不宜食用。

◎忌食用带苦涩味的李子，也不宜食用能漂浮在水上的李子，这两类李子均有毒性。

柿子

——润肺生津，降压止血

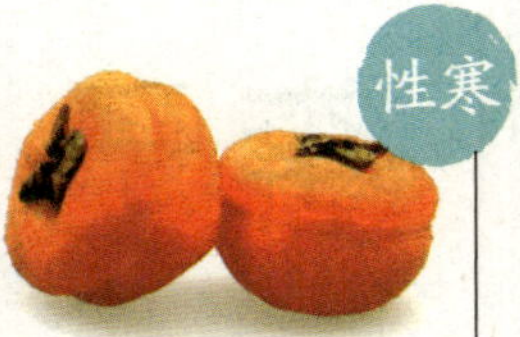

性味归经	味甘、涩，性寒。归心、肺、脾经。
别名	柿、朱果。
热量	308千焦/100克。
营养成分	胡萝卜素、维生素A、维生素C、维生素E、膳食纤维、钾、磷、钙、儿茶素、槲皮素、前花青素等。
适宜人群	适合便秘、高血压、痔疮患者食用。

健康功效

◎柿子具有润肺生津、降压止血的功效。

◎柿子所含的膳食纤维十分丰富，能预防便秘。

◎柿子中含有许多保护心血管的成分，如儿茶素能有效降低甘油三酯及总胆固醇的含量，槲皮素及前花青素能有效清除血管中的自由基，有助于保持血管的弹性，对人体有很大益处。

食用禁忌

空腹不宜吃柿子，否则易患胃柿石症。同时，也不宜食用生柿子。

哈密瓜

——消暑除烦，止咳利尿

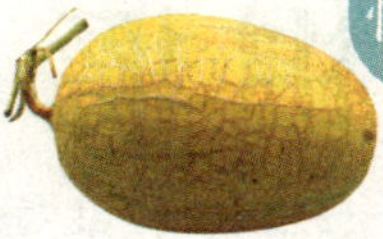

性寒

性味归经	味甘，性寒。归心、胃经。
别名	甘瓜。
热量	143千焦/100克。
营养成分	胡萝卜素、维生素A、钾、苹果酸、果酸物质、烟酸等。
适宜人群	适合胃病、贫血、便秘、脚气病患者食用。

健康功效

◎哈密瓜有清凉消暑、除烦热、生津止渴的作用，是夏季解暑的佳品。

◎哈密瓜有特殊的食疗作用，食用哈密瓜对人体的造血功能有显著提高，可以改善贫血。

食用禁忌

◎哈密瓜性寒，忌吃得过多，以免引起腹泻。

◎黄疸、腹胀、便溏、寒性咳喘、糖尿病患者及产妇忌多食。

柑橘

——开胃理气，止渴润肺

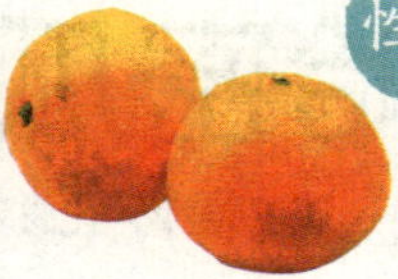

性温

性味归经	味甘、酸，性温。归肺、胃经。
别名	蜜橘、朱砂橘。
热量	215千焦/100克。
营养成分	胡萝卜素、维生素A、维生素C、柠檬酸、糖分、钾、钙、磷等。
适宜人群	适合消化不良、咳嗽、冠心病、脑血管疾病患者食用。

健康功效

◎橘汁中含有一种名为“诺米林”的物质，具有抑制和杀死癌细胞的能力，对癌症有预防作用。

◎橘子富含维生素C与柠檬酸，具有美容、缓解疲劳的功效。

食用禁忌

忌用新鲜橘皮泡茶喝。有不少人认为用新鲜橘皮气味芳香，泡茶既能顺气化痰，又能止咳平喘。其实这样的做法并不正确，新鲜橘皮泡茶，会将橘皮中的某些有害物质浸出，对人的健康不利。

西瓜

——清热开胃，止渴利尿

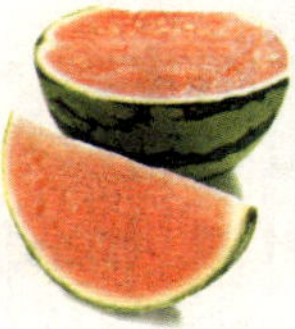

性寒

性味归经	味甘，性寒。归心、胃、膀胱经。
别名	寒瓜、夏瓜、水瓜。
热量	108千焦/100克。
营养成分	胡萝卜素、维生素A、维生素C、葡萄糖、钾、磷、钙、镁、瓜氨酸等。
适宜人群	适合高血压、水肿、胆囊炎、口疮患者食用。

健康功效

◎西瓜具有清热开胃、止渴利尿的功效。

◎西瓜含钾量丰富，能迅速补充随汗水流失的钾，避免因缺钾而引发肌肉无力和疲劳感，缓解倦怠情绪。

◎西瓜中含有嘌呤、糖类、维生素、矿物质与多种氨基酸，这些成分最容易被皮肤吸收，能够滋润皮肤。

食用禁忌

西瓜冷藏后不宜马上食用，以免减弱脾胃功能，导致消化不良，甚至出现腹痛、腹泻、呕吐等症状。所以糖尿病、慢性肠炎、胃炎及十二指肠溃疡患者与脾胃虚寒者忌多食。

红枣

——补脾和胃，养血安神

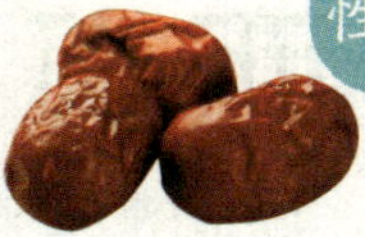

性味归经	味甘，性温。归脾、胃、心经。
别名	红枣、枣子。
热量	1328千焦/100克。
营养成分	维生素C、维生素B_1、维生素B_2、类黄酮、钾、钙、镁、磷、铁、硒等。
适宜人群	适合脾虚便溏、气血不足、营养不良、心慌失眠者食用。

健康功效

◎红枣具有补脾和胃、益气生津、养血安神的功效。

◎红枣含多种滋养人体的成分，可以提高免疫功能。

◎红枣含有丰富的维生素C，可使体内多余的胆固醇转变为胆汁酸，从而减少结石形成的概率。

食用禁忌

忌食用腐烂的红枣。因为腐烂的红枣在微生物的作用下会生成果酸和甲醇，食用烂枣后会出现头晕、视力障碍等中毒反应，重者可危及生命，所以要特别注意。

香蕉

——益气生津，润肠美肤

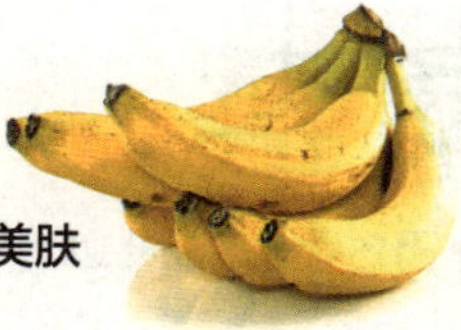

性寒

性味归经	味甘，性寒。归肺、胃、大肠经。
别名	甘蕉、蕉果、蕉子。
热量	389千焦/100克。
营养成分	碳水化合物、维生素C、胡萝卜素、钾、镁、磷、钙、维生素B_1等。
适宜人群	适合胃溃疡、高血压、便秘、冠心病、动脉硬化患者食用。

健康功效

◎香蕉内含丰富的可溶性纤维，也就是果胶，可帮助消化，调整肠胃功能。

◎香蕉的糖分可迅速转化为葡萄糖，立刻被人体吸收，是一种快速的能量来源。

食用禁忌

不宜空腹食用香蕉。因为香蕉中含有丰富的钾、镁离子，空腹多食会使血液中的钾、镁含量骤然升高，导致缓慢型心律失常，甚至发生晕厥。

桑葚

——滋阴生津，养血补血

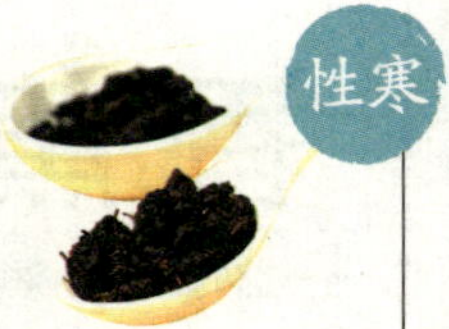

性味归经	味甘，性寒。归肝、肾经。
别名	桑果、桑枣。
热量	240千焦/100克。
营养成分	琥珀酸、钙、硒、维生素E、烟酸、胡萝卜素、葡萄糖、苹果酸等。
适宜人群	尤其适宜白发、产后及病后体虚者、过度肥胖者。

健康功效

◎桑葚能有效提高人体免疫功能，有激发淋巴细胞转化的作用，故具有抗衰强身、软化血管之功。常用于改善贫血、糖尿病、慢性肝炎、便秘、神经衰弱、老年虚证等。

◎桑葚洗净生食有滋阴生津、清虚火的作用。凡阴虚有火者，皆可将桑葚作为辅助食疗果品。桑葚中的铁元素和维生素C含量极高，是补血佳品。

食用禁忌

桑葚含糖量高，糖尿病患者应忌食。

梨

——清心润肺，生津化痰

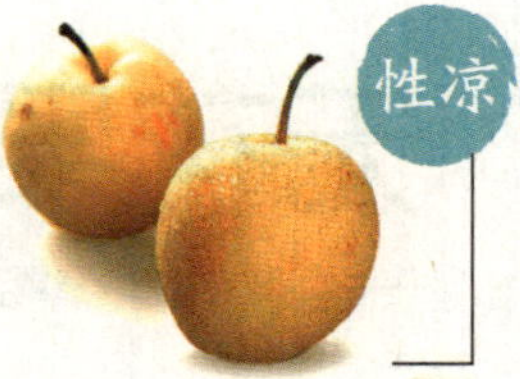

性味归经	味甘、微酸，性凉。归肺、胃经。
别名	快果、玉乳。
热量	211千焦/100克。
营养成分	维生素B_1、维生素B_2、维生素C、维生素A、维生素E、膳食纤维、钾、钙、硒等。
适宜人群	适合心脏病、肝炎、支气管炎、口渴、高血压患者食用。

健康功效

◎梨具有清心润肺、生津止渴、润燥化痰的功效。

◎梨富含B族维生素，能保护心脏、减轻疲劳、增强心肌活力、降低血压。

◎梨中的膳食纤维含量很高，有助于消化、通利排便、排毒瘦身，是减肥的首选食品。

食用禁忌

◎梨不宜与螃蟹同吃，以防引起腹泻。

◎忌食用霉变的梨。霉变的梨含有真菌及其他毒素，食后很容易发生食物中毒，导致腹泻等。

无花果

——润肺止咳，健胃清肠

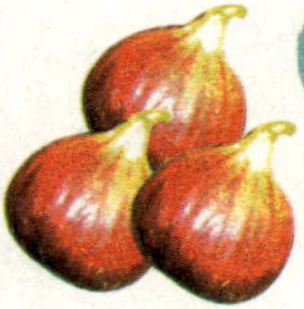

性平

性味归经	味甘，性平。归脾、肺、大肠经。
别名	映日果、蜜果。
热量	272千焦/100克。
营养成分	蛋白质、氨基酸、碳水化合物、胡萝卜素、维生素E、钾、钙、磷、镁、锌等。
适宜人群	适合消化不良、便秘、高血压、高脂血症、冠心病患者宜食。

健康功效

◎无花果具有润肺止咳、健胃清肠、解毒消肿、防癌、抗衰老等功效。

◎无花果中含有多种人体必需的氨基酸，食用无花果可有效改善疲劳乏力、精神萎靡等症。

◎经常食用无花果，可有效改善咳喘、咽喉肿痛等症状，对身体十分有益。

食用禁忌

脂肪肝患者、腹泻者忌食。

椰子

性平

——补脾益胃，益气祛风

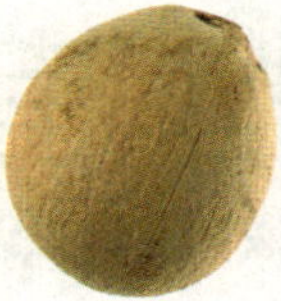

性味归经	味甘，性平。归脾、胃、大肠经。
别名	椰僳、越王头。
热量	1007千焦/100克。
营养成分	蛋白质、脂肪、膳食纤维、维生素C、钾、磷、镁、钠、铁等。
适宜人群	适合脾胃倦怠、食欲不振、四肢乏力、身体虚弱者食用。

健康功效

◎椰子具有补脾益胃、杀虫消疳、益气祛风、利尿止吐的功效。

◎椰汁、椰肉及椰子油均有药用价值。椰汁能强心、利尿、驱虫、止吐泻；椰子油能改善疮疖、冻疮、体癣、神经性皮炎等；椰子壳可用来缓解心绞痛、筋骨疼痛。

食用禁忌

椰汁不宜长时间存放。椰汁离开椰壳味道会渐变，上午倒出的椰汁较甜，下午可能较淡，需及时饮用。

榴莲

——滋阴壮体，疏风清热

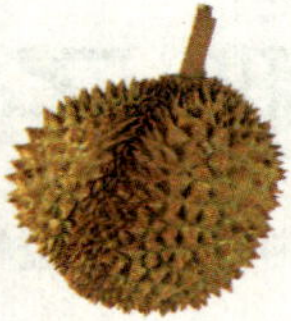

性热

性味归经	味辛、甘，性热。归肝、肾、肺经。
别名	流连、韶子。
热量	615千焦/100克。
营养成分	维生素B_1、维生素B_2、维生素C、蛋白质、糖类、氨基酸、钾、钙、铁等。
适宜人群	适合痛经女性、寒性体质、精血亏虚、须发早白者食用。

健康功效

◎榴莲具有滋阴壮体、疏风清热、利胆退黄、杀虫止痒的功效。

◎榴莲中含有7种人体必需的氨基酸，能提高机体的免疫功能。

食用禁忌

榴莲虽好，但一次性不可多吃，会导致上火。而且榴莲虽富含纤维素，但它在肠胃中会吸水膨胀，过多食用会阻塞肠道，引起便秘。

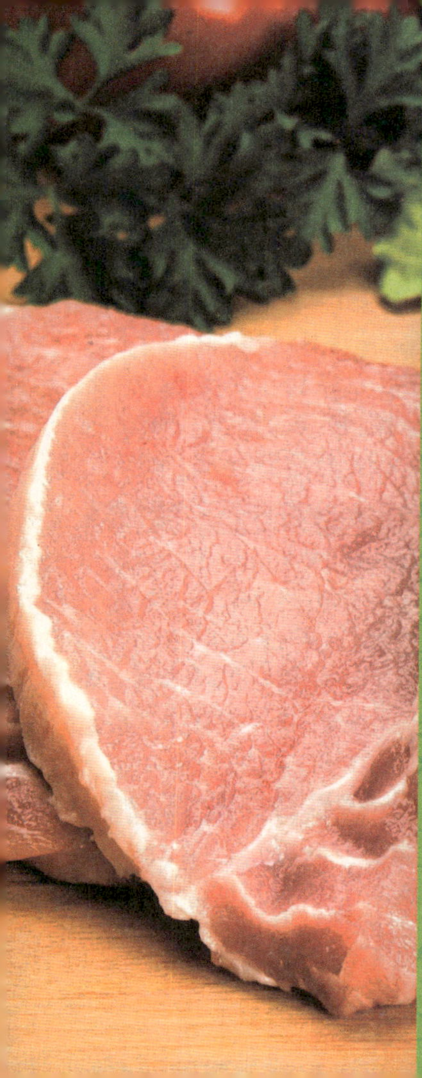

第五章 禽畜肉蛋奶类性味功效速查

禽畜类食品具有很高的营养价值和药用价值。中医学认为，五畜等动物都可归为『血肉有情之品』，补养人体最为直接，适合普通人滋补身体。但禽畜类食物的脂肪和胆固醇含量较高，要注意控制摄入量。

羊肉

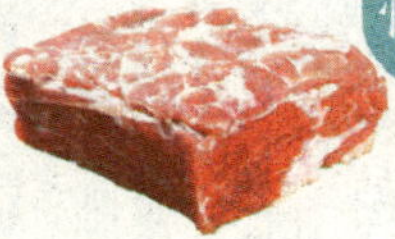

性温

——益气补虚，温中暖下

性味归经	味甘，性温。归脾、肾经。
别名	羝肉、羯肉。
热量	849千焦/100克。
营养成分	维生素A、烟酸、钾、磷、硒、锌、铁等。
适宜人群	适合胃寒、气血两虚、体虚者食用。

健康功效

◎羊肉具有益气补虚、温中暖下、补肾壮阳的功效。

◎羊肉与当归、生姜、红糖一并炖食，可以补虚疗损，对腰膝酸软、肢体不温、眩晕气短有很好的功效。

◎羊肉有补充热量的作用，有助于冬令暖身，畏寒怕冷的人食用羊肉，能增强体质，提高机体的抗寒能力。

食用禁忌

羊肉性温热，经常食用容易上火。因此，吃羊肉时，宜搭配一些凉性蔬菜，如冬瓜、丝瓜、油菜、菠菜等。

羊肝

——益肝明目，补虚益血

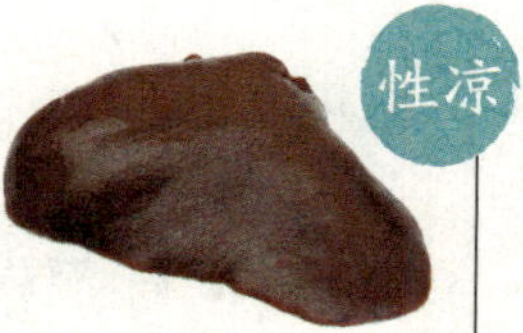

性味归经	味甘、苦，性凉。归肝经。
别名	—
热量	561千焦/100克。
营养成分	胆固醇、维生素A、维生素B_2、硒、铁、锌等。
适宜人群	适合体质虚弱、夜盲症患者食用。

健康功效

◎羊肝含铁丰富，铁质是红细胞生成必需的元素，适量进食可使皮肤红润。

◎羊肝中富含维生素B_2，维生素B_2是人体新陈代谢中许多酶和辅酶的组成部分，能促进身体的代谢。

◎羊肝中含有丰富的维生素A，能够有效预防夜盲症和视力减退，并对多种眼部疾病具有辅助食疗作用。

食用禁忌

羊肝与竹笋的功能、性味虽无抵触之处，但竹笋中含有一些生物活性物质，若二者同食，易产生某些不利于人体的物质，并降低二者原有的营养价值。

牛肉

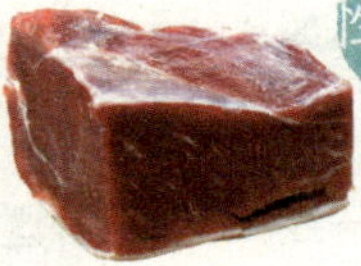

性温凉

——补中益气，滋养脾胃

性味归经	味甘，性温凉。归脾、胃经。
别名	—
热量	523千焦/100克。
营养成分	蛋白质、氨基酸、烟酸、钾、磷、钠、锌、铁、硒等。
适宜人群	适合身体虚弱、贫血、体软无力、目眩者。

健康功效

◎牛肉具有补中益气、滋养脾胃、强健筋骨的功效。

◎牛肉含酪蛋白、白蛋白、球蛋白较多，可以提高机体免疫功能，增强体质。

◎牛肉可改善虚损消瘦、腰膝酸软等症状。

食用禁忌

◎不宜食用油炸、熏烤的牛肉，食用后易发生中毒。

◎不宜与白酒同食，牛肉属甘温之品，补气助火，而白酒属大温之品，引起牙龈发炎、口疮等症。

注：牛肉分为黄牛与水牛，黄牛肉性温；水牛肉性凉。

牛肝

——益气补血，养肝明目

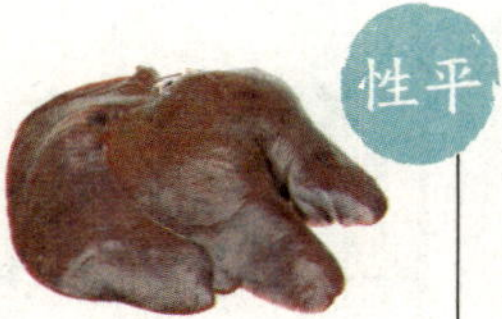

性味归经	味甘，性平。归肝经。
别名	—
热量	582千焦/100克。
营养成分	蛋白质、胆固醇、维生素A、锌等。
适宜人群	适合视物不清、血虚者、贫血患者、老年人及产妇食用。

健康功效

◎牛肝可以补肝明目、补血、增强人体抵抗力。

◎牛肝中富含优质蛋白、维生素A、B族维生素、维生素C、铁、铜等，是治疗营养不良性贫血的主要食物，还具有良好的补肝明目作用。

◎牛肝能有效清除多种有害物质的毒性，起到阻止生化代谢，抑制癌细胞分裂增殖的作用。

食用禁忌

服用药物如西咪替丁期间，如果吃了如牛肝等富含酪胺的食物，可能会引起剧烈头痛和高血压反应。

猪肉

——滋养脏腑，补中益气

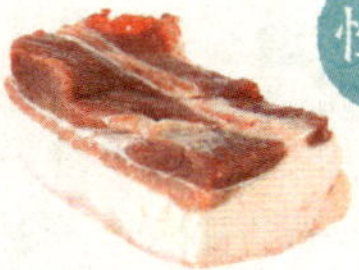

性平

性味归经	味甘、咸，性平。归脾、胃、肾经。
别名	—
热量	1653千焦/100克。
营养成分	B族维生素、钾、磷、钠、硒、锌、铁等。
适宜人群	适宜贫血、腹胀、痔疮患者食用。

健康功效

◎猪肉具有滋养脏腑、滑润肌肤、补中益气的功效。

◎猪肉可提供血红素（有机铁）和促进铁吸收的半胱氨酸，能预防和改善缺铁性贫血。

食用禁忌

◎忌用大火炖猪肉。这种炖肉方式不仅味道不佳，而且营养损失较大。

◎猪肉与鲫鱼的性味、功能略有不同。如果将二者放在一起烹调会产生不良反应，食用后不利于人体健康。此外，鲫鱼有较浓的鱼腥味，一般不与猪肉搭配同食，会影响猪肉的味道。

猪蹄

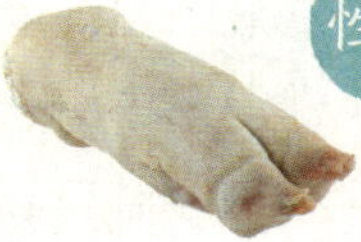

性平

——延缓衰老，增强体质

性味归经	味甘、咸，性平。归肾经。
别名	猪脚。
热量	1088千焦/100克。
营养成分	胶原蛋白、胆固醇等。
适宜人群	适合女性、产后缺乳者食用。

健康功效

◎猪蹄中含有大量的胶原蛋白质，它在烹调过程中可转化成明胶。明胶具有网状空间结构，能结合许多水分，增强细胞代谢功能，使细胞得到滋润，保持湿润状态，防止皮肤过早褶皱，延缓皮肤衰老。

◎猪蹄对于经常性的四肢疲乏、腿部抽筋、麻木、消化道出血、缺血性脑梗死患者有一定辅助疗效，也适用于大手术后及重病恢复期间的老人食用。

食用禁忌

猪蹄含油脂较多，动脉硬化及高血压患者少食为宜；感冒期间忌食。另外，痰盛阻滞、食滞者慎食。

猪肝

——补肝养血，通络下乳

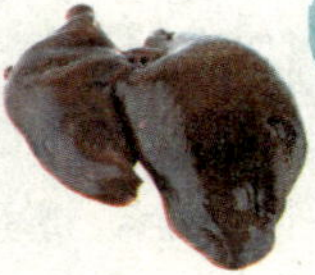

性温

性味归经	味甘、微苦，性温。归肝经。
别名	—
热量	540千焦/100克。
营养成分	维生素C及钾、硒、铁、锌、磷等。
适宜人群	适合气血虚弱、面色萎黄、缺铁性贫血者食用。

健康功效

◎猪肝具有补肝养血、明目、通络下乳等功效。

◎猪肝中含有丰富的维生素A，能保护眼睛，维持正常视力，防止眼睛干涩、疲劳，同时有助于维持健康的肤色，对皮肤的健美有重要作用。

◎猪肝中铁质含量丰富，是最常用的补血食物。

食用禁忌

◎猪肝不宜与鹌鹑肉同食，易引起不良的反应，甚至有可能引发肝病等。

◎猪肝不能与西红柿同食，会使其维生素C被氧化，降低其营养价值。

鸡肉

——滋补养身，增强体力

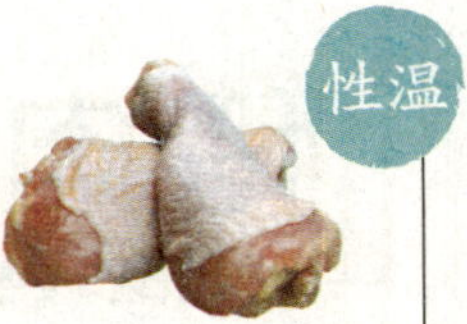

性味归经	味甘，性温。归脾、胃经。
别名	—
热量	699千焦/100克。
营养成分	蛋白质、不饱和脂肪酸、卵磷脂、维生素A、烟酸、钾、磷、铁、硒、锌等。
适宜人群	适宜营养不良、贫血、气血不足、产后无乳者食用。

健康功效

◎鸡肉中蛋白质的含量高，种类多，而且消化率高，易被人体吸收利用，能增强体力、强壮身体。

◎在感冒流行的季节，对健康人而言，多喝鸡汤可提高自身免疫力、将流感病毒拒之门外；对于那些已被流感病毒感染的患者而言，多喝鸡汤有助于缓解感冒引起的鼻塞、咳嗽等症状。

食用禁忌

忌吃鸡屁股。鸡屁股中有很多不容易分解的致病物质，食用后对人体有害。

鸭肉

——健体抗衰，护肤美容

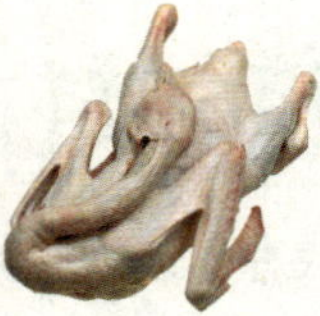

性寒

性味归经	味甘、咸，性寒。归脾、胃、肺、肾经。
别名	—
热量	1004千焦/100克。
营养成分	蛋白质、B族维生素、维生素A、烟酸、不饱和脂肪酸、钾、磷、铁、硒等。
适宜人群	病后体质虚弱、营养不良、低热、水肿者适宜食用。

健康功效

◎鸭肉中的B族维生素和维生素E含量较多。B族维生素对人体神经、心脏的维护都有良好的作用；维生素E则具有较强的抗氧化性，可抗衰老。

◎鸭肉的营养价值比较高，其中蛋白质含量约16%~25%，比畜肉含量高得多。

食用禁忌

不宜食用保存过久的鸭肉。久储的鸭肉，蛋白质容易裂解变性，营养价值降低，还可能产生酪氨酸，导致头痛等。

鹅肉

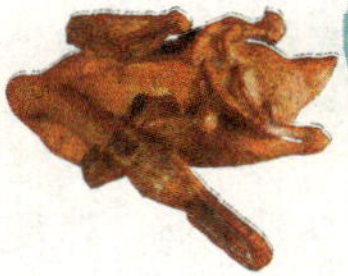

性平

——益气补虚，暖胃生津

性味归经	味甘，性平。归脾、肺经。
别名	—
热量	1050千焦/100克。
营养成分	氨基酸、蛋白质、多种维生素、不饱和脂肪酸、维生素A、铁等。
适宜人群	食欲不振、气短乏力、气津不足者，也适合于天气寒冷时食用。

健康功效

◎鹅肉中富含抑制癌细胞生长的物质，鹅肉被世界卫生组织推荐为最佳肉食产品。

◎鹅肉中脂肪含量较低，而且品质好，多为有益健康的不饱和脂肪酸，特别是亚麻酸含量均超过其他肉类，对人体健康有利。

食用禁忌

鹅肉多以清炖、红烧食之，也可腌制腊肉炖食之。在处理鹅肉时，不宜直接烹饪，应用沸水氽烫去血水和污物再烹饪。

牛奶

——生津润肠，养颜美肤

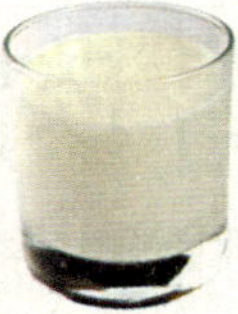

性偏凉

性味归经	味甘，性偏凉。归肺、脾、胃经。
别名	—
热量	226千焦/100克。
营养成分	乳酪蛋白、乳清蛋白、维生素A、维生素B_1、维生素B_2、维生素B_6、维生素C等。
适宜人群	适合儿童、老年人、易怒、失眠者及工作压力大者饮用。

健康功效

◎中医学认为，牛奶能补虚损、益肺胃、生津润肠、养颜美肤。现代研究认为，牛奶具有补钙、健脑、助生长、减肥、美容、抗衰老等功效。

◎牛奶中含有大量乳糖，有调节胃酸、促进胃肠蠕动和消化腺分泌的作用，并有助于乳酸杆菌繁殖，抑制腐败菌生长。

食用禁忌

牛奶不宜冰冻，因为解冻后牛奶的蛋白质易沉淀、凝固，进而发生变质。

松花蛋

——健脾明目，养阴润肺

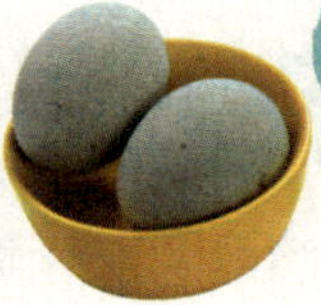

性味归经	味辛、甘、咸，性凉。归胃经。
别名	皮蛋。
热量	715千焦/100克。
营养成分	脂肪、蛋白质、胆固醇、钠、钾、钙、铁、磷、硒、维生素A、维生素E等。
适宜人群	适合高血压、耳鸣、眩晕、头痛维生素B_1缺乏病及易疲累者食用。

健康功效

◎松花蛋具有益肾明目、养阴润肺、健脾益胃等功效，还能预防贫血，对改善眼疾、牙痛、高血压、眩晕、耳鸣等疾病也有一定的功效。

◎松花蛋的脂肪含量有所降低，总热量也稍有下降。其风味独特，醇厚清香，肥而不腻，且营养易于被人体消化吸收，并有中和胃酸、清凉、降压的作用。

食用禁忌

松花蛋是腌制品，含有大量的铅，不适合儿童大量食用。

鸡蛋

——补充蛋白质，预防癌症

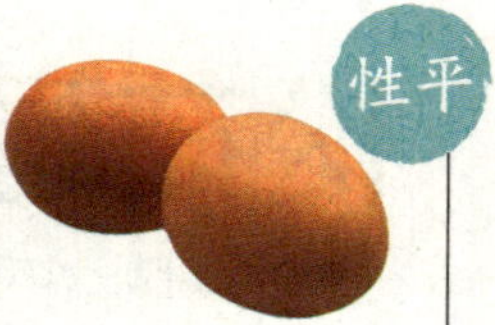

性味归经	味甘，性平。归心、肺经。
别名	鸡卵、鸡子。
热量	602千焦/100克。
营养成分	蛋白质、胆固醇、维生素A、DHA、卵磷脂、钾、磷、钠、钙、铁、硒等。
适宜人群	婴幼儿、高血压、高脂血症患者、体质虚弱、气虚不足者。

健康功效

◎鸡蛋中含有大量的维生素、矿物质及优质蛋白质。鸡蛋中所含有的维生素B_2及少量的微量元素有助于分解和氧化体内的致癌物质。

◎部分蛋白质可促进肝细胞的再生，对肝脏组织损伤有修复作用。

食用禁忌

忌在冰箱置架上存放鸡蛋。鸡蛋壳上有枯草杆菌、假芽孢菌、大肠埃希菌，在低温下会生长繁殖，因此，鸡蛋不宜在低温环境下保存。

鸭蛋

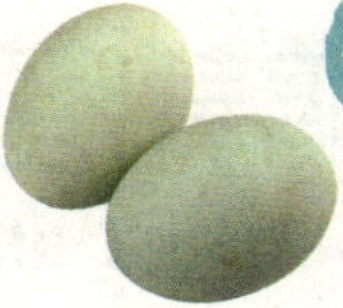

性凉

——补充营养，滋阴润肺

性味归经	味甘，性凉。归心、肺经。
别名	鸭卵。
热量	753千焦/100克。
营养成分	脂肪、胆固醇、维生素A、维生素E、蛋白质、钙、铁、磷、钾、锌等。
适宜人群	尤其适合骨质疏松者食用。

健康功效

鸭蛋可以补充营养、滋阴清肺。咸鸭蛋中钙、铁等矿物质的含量十分丰富，含钙量、含铁量均高于鸡蛋和鲜鸭蛋，因此是夏日补充钙、铁的好食物。

食用禁忌

◎心血管病、肝肾疾病患者应少吃。

◎不宜食用未完全煮熟的鸭蛋。细菌渗入鸭蛋内，只有经过高温处理才能被彻底杀死。

◎中老年人不宜多食久食。鸭蛋的脂肪含量高于蛋白质的含量，胆固醇含量也较高，中老年人多食久食容易加重和加速心血管系统的硬化。

鹌鹑蛋

——补脾益气，滋养身体

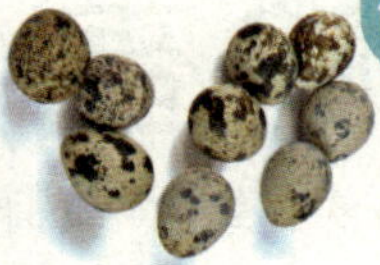

性平

性味归经	味甘，性平。归肝、肾、脾经。
别名	—
热量	820千焦/100克。
营养成分	蛋白质、胆固醇、维生素A、维生素E、磷、钠、硒、铁、钾等。
适宜人群	适合神经衰弱、失眠多梦者食用。

健康功效

◎鹌鹑蛋的营养价值不亚于鸡蛋，一般3个鹌鹑蛋相当于1个鸡蛋，而且有较好的护肤、美肤作用。

◎鹌鹑蛋除含高蛋白质、脂肪、维生素、卵磷脂、铁等外，还含有芦丁和对大脑有益的脑磷脂、激素等，尤其是脑磷脂是构成神经组织和脑代谢的重要物质。此外，芦丁具有软化血管、防止微细血管和脑血管脆化、出血等作用。

食用禁忌

因其胆固醇含量较高，心血管疾病患者不宜过多食用，多食容易引起动脉粥样硬化。

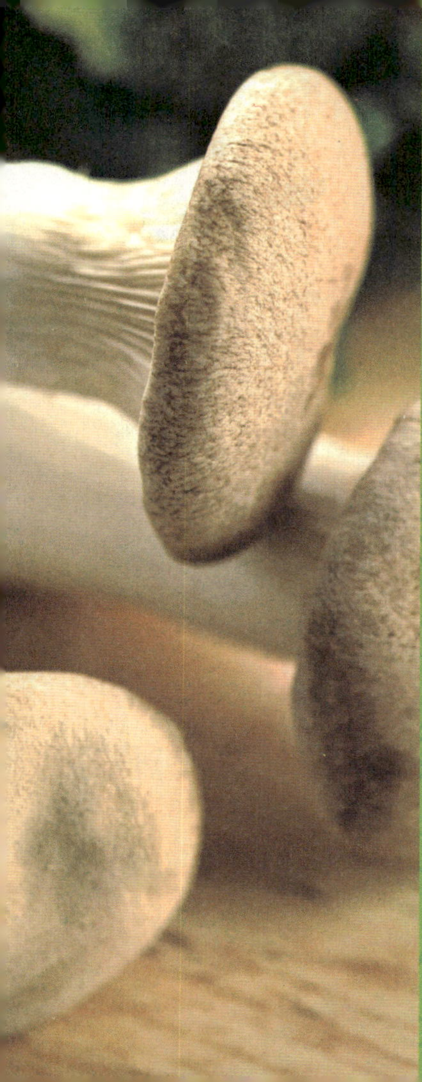

第六章 菌菇类性味功效速查

香菇、黑木耳、鸡腿菇、金针菇等菌菇类食物，不仅味道鲜美，而且所含蛋白质也较一般的蔬菜高，必需氨基酸的比例合适，还含有多种矿物质，是一类值得推荐的营养食品。

香菇

——提高免疫功能

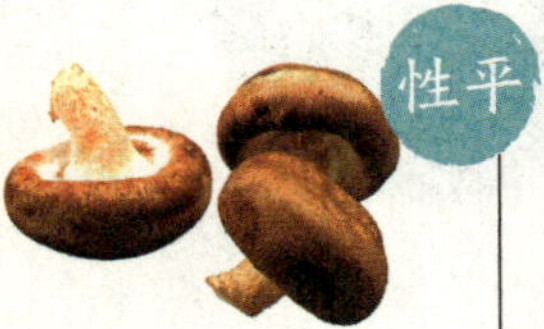

性味归经	味甘，性平。归肝、胃、脾经。
别名	冬菇。
热量	108千焦/100克。
营养成分	蛋白质、多糖、钾、磷、硒、嘌呤、胆碱、氧化酶、核酸等。
适宜人群	适合气虚、体弱多病者、高脂血症患者食用。

健康功效

◎香菇具有降低胆固醇、降低血压、抗病解毒、增强体质的功效。

◎香菇所含蛋白质中含有人体必需的8种氨基酸中的7种，常食可提高人体免疫力。

食用禁忌

◎香菇忌过度浸泡。香菇富含麦角甾醇，如果用水浸泡或过度清洗，会导致营养流失。

◎香菇忌用凉水泡。用温水泡发的香菇，烹制出的菜肴味道更佳，香味浓郁。如果用冷水浸泡，就不容易将这种物质泡出。

黑木耳

——养血驻颜，祛病延年

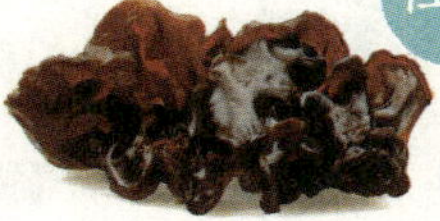

性平

性味归经	味甘，性平。归胃、大肠经。
别名	木耳、桑耳、松耳。
热量	1107千焦/100克。
营养成分	蛋白质、维生素K、维生素A、维生素E、膳食纤维、锌、锰、铁、钙、胶质等。
适宜人群	适合脑血栓、冠心病患者，以及矿山、冶金、纺织、理发工人等食用。

健康功效

◎黑木耳具有养血驻颜、祛病延年、益胃润肠、补气益智、滋养强壮的功效。

◎黑木耳中铁的含量极为丰富，常吃黑木耳能养血驻颜，令人肌肤红润，预防和改善缺铁性贫血。

◎黑木耳含有维生素K，能减少血液凝块，预防血栓的形成。此外，经常食用黑木耳还可防癌、抗癌。

食用禁忌

忌吃鲜黑木耳。鲜黑木耳中含有卟啉，人体摄入后被太阳照射，会引起皮肤瘙痒、水肿等症状。

银耳

——润肺生津，益气和血

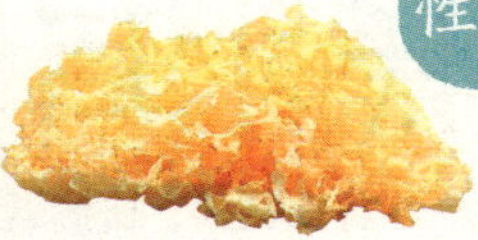

性平

性味归经	味甘，性平。归肺、胃、肾经。
别名	白木耳、桑鹅。
热量	1092千焦/100克。
营养成分	蛋白质、碳水化合物、膳食纤维、烟酸、胡萝卜素、钾、磷、铁、锌等。
适宜人群	适合阴虚火旺、体质虚弱、大便干结者和月经不调的女性及青少年食用。

健康功效

◎银耳具有润肺生津、滋阴养肺、益气和血、补肾益精、强心健脑的功效。

◎银耳富含天然植物性胶质，长期服用可以调解皮肤，并有祛除脸部黄褐斑、雀斑的功效。

◎银耳富含维生素D，能防止钙的流失，对促进儿童的生长发育十分有益。

食用禁忌

银耳不宜与富含铁元素的食物，如菠菜、蛋黄、动物肝脏等同食，会破坏其营养成分。

鸡腿菇

——清心安神，益胃生津

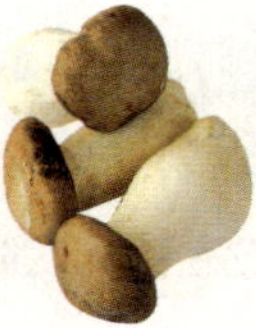

性平

性味归经	味甘，性平。归心、胃经。
别名	鸡腿蘑、刺蘑菇。
热量	346千焦/100克。
营养成分	赖氨酸、亮氨酸、蛋白质、膳食纤维、钙等。
适宜人群	适合糖尿病、痔疮患者食用。

健康功效

◎鸡腿菇肉质细嫩，味道鲜美，营养丰富，是一种高蛋白质、低脂肪、低热量的健康食品。在其蛋白质中含有多达20种氨基酸，且大部分为人体必需氨基酸，特别是赖氨酸和亮氨酸的含量尤为丰富，经常食用有助于增强人体免疫力。

◎鸡腿菇还有益脾胃、清心安神等功效，经常食用可以助消化、增强食欲。

食用禁忌

鸡腿菇与酒一同食用，易导致过敏，所以最好不要同食。

金针菇

——防癌益智，强身健体

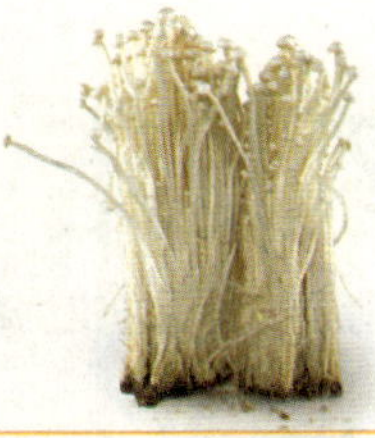

性平

性味归经	味甘，性平。归肝、胃经。
别名	毛柄金钱菇、金菇。
热量	133千焦/100克。
营养成分	膳食纤维、氨基酸、精氨酸、钾、磷、铁等。
适宜人群	适合气血不足、营养不良的老人、儿童、癌症患者、肝病及胃病患者食用。

健康功效

◎金针菇具有降血压、降血脂、强身健体、活血益气的功效。

◎金针菇含有丰富的赖氨酸、精氨酸和锌等营养成分，对儿童的身高和智力发育有良好的促进作用。

◎金针菇中还含有一种特殊的物质，可增强机体对癌细胞的抵御能力。

食用禁忌

◎脾胃虚寒者不宜多食金针菇。

◎金针菇和牛奶都是对人体有益的食品，但是二者同食却会损害健康。

平菇

性温

——益筋活络，增强体质

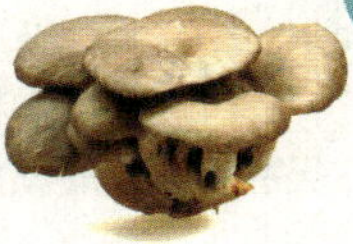

性味归经	味甘，性温。归肝、脾、胃经。
别名	耳菇、侧耳。
热量	101千焦/100克。
营养成分	碳水化合物、氨基酸、烟酸、维生素B_1、维生素C、钾、磷等。
适宜人群	一般人群均可食用。

健康功效

◎平菇含有丰富的营养物质，具有益筋活络的功效，能改善人体新陈代谢，增强免疫力，对降低胆固醇，调理肝炎、慢性胃炎、胃和十二指肠溃疡等有一定的食疗作用。

◎平菇中所含有的硒等物质，能够有效抑制肿瘤细胞的生长，具有一定的防癌、抗癌功效。

食用禁忌

◎菌类食品若与驴肉搭配食用，易引发心绞痛，所以平菇与驴肉不宜同食。

◎对平菇过敏者不宜食用。

猴头菇

——保护肝脏，提高免疫力

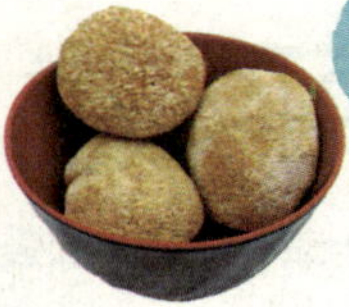

性平

性味归经	味甘，性平。归脾、胃经。
别名	猴菌菇、猴菇。
热量	88千焦/100克。
营养成分	多糖体、多肽类、不饱和脂肪酸、碳水化合物、蛋白质等。
适宜人群	脾胃虚弱、胃胀胃痛、食欲不振者。

健康功效

◎猴头菇含不饱和脂肪酸，能降低胆固醇。

◎猴头菇可以提高细胞免疫功能、抑制过高体液免疫水平、提高肝脏解毒能力、抑制肝炎病毒生长、促进损伤肝脏组织修复。

食用禁忌

食用猴头菇要经过洗涤、涨发、漂洗和烹制4个阶段，直至猴头菇软烂如豆腐时营养成分才会完全析出。另外，霉烂变质的猴头菇不可食用，以防中毒。

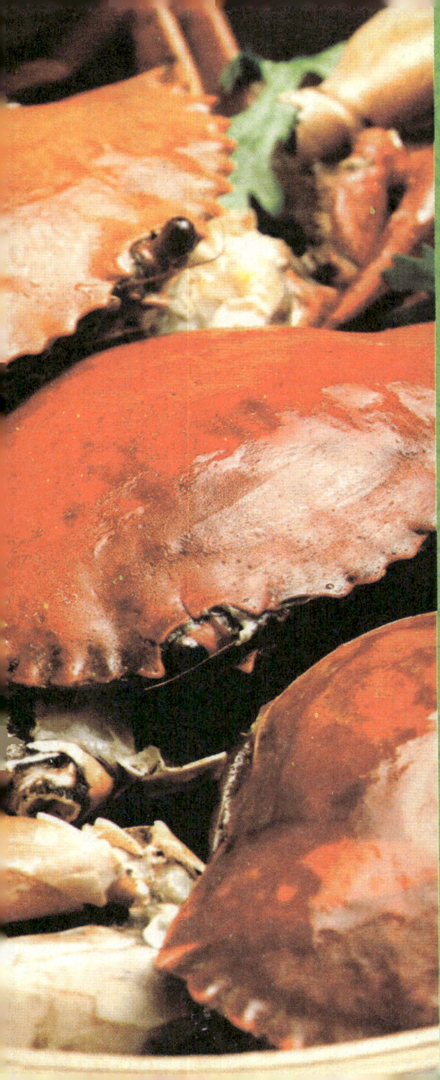

第七章 水产类性味功效速查

生活中我们离不开水产品。水产品的味道非常鲜美，其蛋白质含量也很高，而且大多数都是优质蛋白质，很容易被人体消化和吸收。同时，水产品还富含矿物质和维生素，脂肪含量也相对较低，是公认的健康食品。

鲤鱼

性平

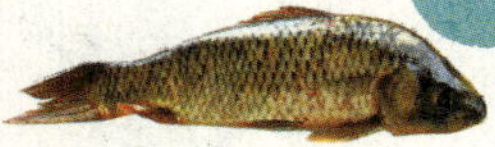

——滋补健胃，利尿消肿

性味归经	味甘，性平。归脾、肾经。
别名	赤鲤、白鲤、赖鲤。
热量	456千焦/100克。
营养成分	维生素A、维生素E、赖氨酸、精氨酸、组氨酸、蛋白质、脂肪、钾、钙、磷、硒等。
适宜人群	适合肾炎水肿、妊娠水肿、脚气水肿、咳喘患者食用。

健康功效

◎鲤鱼具有滋补健胃、利尿消肿、通乳催奶的功效。

◎鲤鱼的脂肪含量较低，且多为不饱和脂肪酸。这种高蛋白、低脂肪的特点使鲤鱼尤其适合形体虚胖者食用，具有减肥的作用。

食用禁忌

◎不宜食用死后久放的鲤鱼。

◎不宜食用烧焦的鱼肉。鲤鱼在烹制过程中有时会有烧焦的现象，烧焦的鱼肉因蛋白质发生变性，会产生致癌物，常食用此类鱼肉容易诱发疾病。

鲫鱼

性平

——和中开胃，通乳下奶

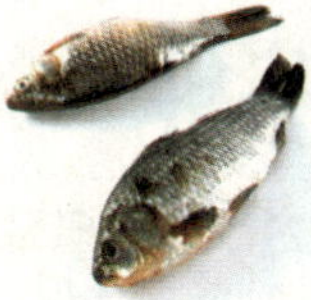

性味归经	味甘，性平。归脾、胃、大肠经。
别名	鲋鱼、喜头鱼。
热量	452千焦/100克。
营养成分	核酸、蛋白质、钾、硒、锌、钙、磷、胆固醇、维生素A等。
适宜人群	适合胃寒腹痛、食欲不振、消化不良患者，以及中老年人和病后虚弱者食用。

健康功效

◎鲫鱼可和中开胃、通乳催奶、活血通络，常被用于给产后女性炖食鲫鱼汤，有良好的催乳作用。

◎鲫鱼有补脾健胃的作用，可用于食欲不振、消化不良、呕吐、乳少、子宫脱垂、四肢无力等病症的调补。此外，还能防治动脉粥样硬化，并有一定的降血糖作用。

食用禁忌

鲫鱼与猪大排一起吃会影响营养素的吸收；与冬瓜一起吃会导致身体脱水。

虾

——补肾壮阳，益气强身

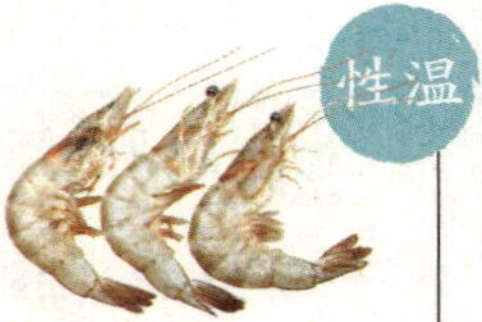

性味归经	味甘、咸，性温。归脾、肾经。
别名	长须公、虎头公。
热量	389千焦/100克。
营养成分	蛋白质、胆固醇、钾、钠、钙、磷、铁、锌、镁、硒、牛磺酸等。
适宜人群	适合中老年人及肾虚阳痿、腰脚无力、小腿抽筋者食用。

健康功效

◎虾具有补肾壮阳、益气强身的功效。

◎虾所含的营养极为丰富，其中镁对心脏功能具有重要的调节作用，能很好地保护心血管系统，可减少血液中胆固醇含量，防止动脉粥样硬化的发生。

食用禁忌

◎虾不能与山楂同食，山楂中的鞣酸与虾中的蛋白质易结合成不易消化的沉淀物。

◎虾与青椒尽量不要一同食用，不但会降低虾的营养价值，而且还可能造成中毒，建议不要一起吃。

带鱼

——养肝补血，润肤养发

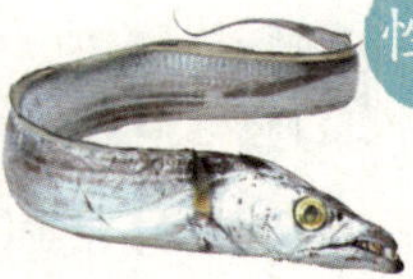

性平

性味归经	味甘，性平。归脾、胃经。
别名	柳鞭鱼、带柳、裙带鱼、晦刀鱼。
热量	531千焦/100克。
营养成分	不饱和脂肪酸、蛋白质、维生素A、视黄醇、烟酸、钾、磷、钠、镁、硒、钙等。
适宜人群	适合久病体虚、血虚头晕、气短乏力、食少羸瘦、皮肤干燥者食用。

健康功效

◎带鱼具有养肝补血、泽肤养发、暖胃补虚的功效。

◎带鱼为高脂鱼类，含蛋白质、脂肪、维生素B_1、维生素B_2、烟酸、钙、磷、铁、碘等营养成分，对人体健康益处很大。

食用禁忌

◎带鱼不可与甘草、荆芥同食。

◎带鱼属动风发物，皮肤过敏者也应少食。

螃蟹

——清热解毒，活血祛瘀

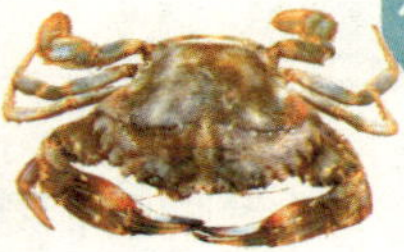

性寒

性味归经	味咸，性寒。归肝、胃经。
别名	河蟹、毛蟹。
热量	431千焦/100克。
营养成分	蛋白质、维生素A、维生素E、锌、钙、钾、硒、钠、磷、牛磺酸等。
适宜人群	适合瘀血、黄疸、腰腿酸痛和风湿性关节炎患者食用。

健康功效

◎螃蟹具有清热解毒、活血祛瘀、补骨填髓的功效。

◎蟹肉性寒，经常食用能够祛痰火、解毒热。

◎以微量盐煮食、饮汁，可缓解湿热内蕴或由痰火上扰所致的面肿、黄疸等症。

食用禁忌

◎螃蟹是食腐动物，切忌食生蟹及未煮熟的蟹，民间虽有“生吃螃蟹活吃虾”的说法，但这是不可取的，因为这样易感染细菌。

◎螃蟹与柿子同食易伤肠胃，所以不宜同食。

海参

——补肾益精，养血润燥

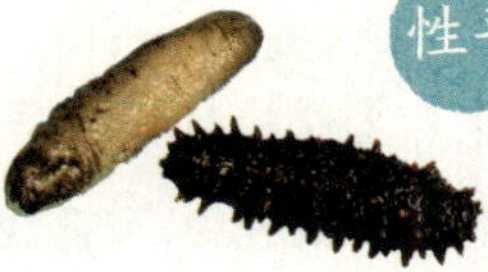

性平

性味归经	味咸，性平。归心、肾经。
别名	刺参。
热量	326千焦/100克。
营养成分	蛋白质、维生素B_1、维生素B_2、维生素E、烟酸、钠、钙、镁、硒等。
适宜人群	适合孕期腿脚水肿的女性食用。

健康功效

◎海参有补肾益精的功效，对精血亏虚者尤佳。

◎海参含有黏多糖和海参素，能提高机体的免疫力，对肿瘤细胞有抑制作用。

◎新鲜海参中的维生素E能够抑制过氧化脂质的生成，防止脂褐质沉积在皮肤，预防老年斑。

食用禁忌

海参虽然营养丰富，但其性滑利，不宜多食。尤其是脾胃虚弱、痰多、大便稀薄者更不宜食用。

蛤蜊

性寒

——利尿消肿，滋阴润燥

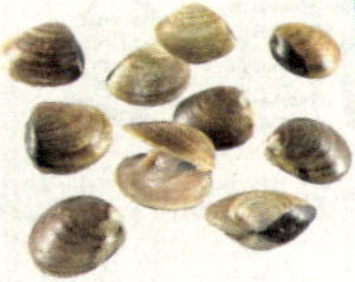

性味归经	味咸，性寒。归肝、胃经。
别名	沙蛤、文蛤。
热量	259千焦/100克。
营养成分	蛋白质、胆固醇、维生素E、钠、钾、钙、磷、硒、铁、锌等。
适宜人群	适合甲状腺肿大、支气管炎、胃病、高胆固醇、尿路感染患者及醉酒者食用。

健康功效

蛤蜊具有滋阴润燥、利尿消肿、软坚散结、化痰的功效；还能够润五脏、止消渴，可用来预防和改善黄疸、水肿、小便不畅等症，同时也能预防心血管疾病、贫血等症。

食用禁忌

◎贝类中的泥肠不宜食用。

◎蛤蜊中的钙与柑橘中的酸类物质结合，很容易形成不溶的钙盐，可能导致消化不良。所以两者不宜搭配食用。

黄鱼

性平

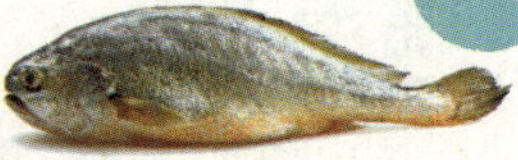

——和胃止血，益肾补虚

性味归经	味甘、咸，性平。归肾、胃经。
别名	石首鱼、石头鱼。
热量	414千焦/100克。
营养成分	蛋白质、胆固醇、烟酸、维生素E、钾、钠、磷、钙、硒等。
适宜人群	适合贫血、失眠、头晕、食欲不振者及产后体虚女性食用。

健康功效

◎黄鱼具有和胃止血、益肾补虚的功效。

◎黄鱼含有丰富的微量元素硒，能清除人体代谢产生的自由基，延缓衰老，且对癌症有预防作用。

◎黄鱼鳔含有高黏性胶体蛋白和多糖物质，其药用价值甚高，可补肾益精、滋养筋脉、消肿。

食用禁忌

◎若发现黄鱼解冻后水变黄色，则该黄鱼为染过色的，忌食。

◎黄鱼忌与荆芥同食，两者相克，同食后易引发身体不适。

鳝鱼

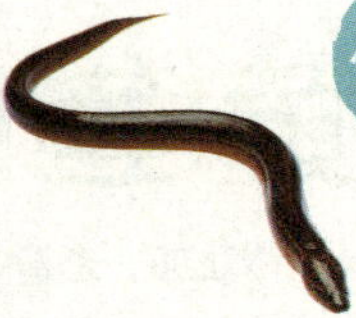

性温

——通阳健脾，补气益血

性味归经	味甘，性温。归肝、脾、肾经。
别名	海蛇、黄鳝。
热量	372千焦/100克。
营养成分	蛋白质、维生素A、维生素E、烟酸、卵磷脂、钾、磷、硒、铁、锰等。
适宜人群	适合身体虚弱、气血不足、营养不良者及糖尿病患者食用。

健康功效

◎鳝鱼具有温阳健脾、补益气血、祛风通络、滋补肝肾的功效。

◎鳝鱼中提取的黄鳝素A和黄鳝素B对降血糖和恢复胰岛的调节血糖功能有显著作用。

◎鳝鱼肉还可改善内痔出血、气虚脱肛及贫血等症。

食用禁忌

◎鳝鱼最好现杀现烹，死亡时间过长的鳝鱼有毒，不宜食用。

◎鳝鱼不宜食用过多，过量食用可能会导致消化不良，甚至有可能引发痼疾。

鲈鱼

性平

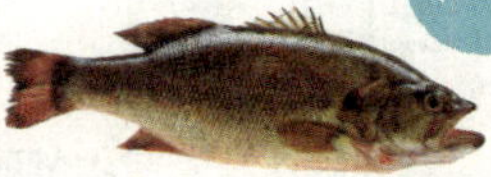

——健脾补气，益肾安胎

性味归经	味甘，性平。归肝、脾、胃、肾经。
别名	花鲈、寨花、鲈板。
热量	439千焦/100克。
营养成分	蛋白质、维生素A、烟酸、磷、钾、钠、钙、铁、锌、硒等。
适宜人群	适合贫血头晕、女性妊娠水肿者、胎动不安者食用。

健康功效

◎鲈鱼具有健脾、补气、益肾、安胎的功效，对肝肾不足的人有很好的补益作用，腌制或晒干的鲈鱼还可改善胎动不安、乳汁分泌少等症。

◎鲈鱼血中含有较多的铜元素，能维持神经系统的正常功能，还能促进多种物质代谢的关键元素——酶功能的发挥。

食用禁忌

鲈鱼忌与牛羊油、奶酪、荆芥同食。鲈鱼不宜多食，可能会诱发腹胀和皮肤疮肿。

银鱼

性平

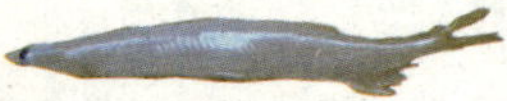

——润肺止咳，宽中健胃

性味归经	味甘，性平。归脾、胃、肺经。
别名	银条鱼、面条鱼。
热量	439千焦/100克。
营养成分	蛋白质、脂肪、胆固醇、维生素E、钾、钙、铁、锌等。
适宜人群	适合体质虚弱、营养不足、消化不良、高脂血症、脾胃虚弱、肺虚咳嗽等患者食用。

健康功效

◎银鱼具有润肺止咳、宽中健胃、补虚利尿的功效，可改善脾胃虚弱、肺虚咳嗽、虚劳诸疾，尤其适合体质虚弱、营养不足、消化不良者。

◎银鱼富含低脂肪、高蛋白，且富含钙，经常食用可有效预防结肠癌和直肠癌。

食用禁忌

银鱼干浸泡水是为了避免鱼干口感太过干硬，但浸水的时间不宜太长，以免水将鱼干的香味冲淡。

泥鳅

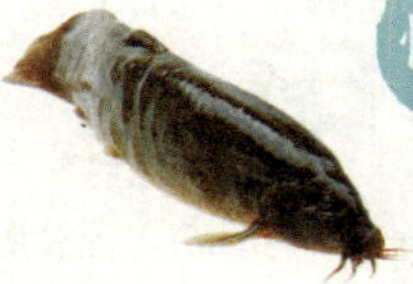

性平

——补中益气，利尿除湿

性味归经	味甘，性平。归脾、肝经。
别名	鳅鱼。
热量	402千焦/100克。
营养成分	不饱和脂肪酸、蛋白质、铁、钙、钾、磷、锌、硒、胆固醇、维生素A、烟酸等。
适宜人群	适合患有心脑血管疾病及高血压的人群食用。

健康功效

◎泥鳅具有补中益气、利尿除湿、补虚益身、解毒化痔等功效。

◎泥鳅所含脂肪量较低，胆固醇更少，属高蛋白、低脂肪食品，且含有一种类似二十碳五烯酸的不饱和脂肪酸，有利于人体抵抗血管衰老，因此，对老年人及心血管病人有益。

食用禁忌

不要贸然尝试生食泥鳅。如果没有清洗干净，或泥鳅本身受到污染，会给人体健康带来危害。

甲鱼

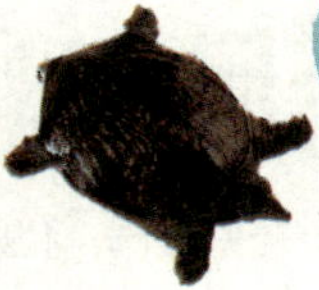

性平

——滋阴凉血，滋补肝肾

性味归经	味甘，性平。归肝经。
别名	水鱼、团鱼、鼋鱼。
热量	493千焦/100克。
营养成分	动物胶、角蛋白、钾、钠、钙、镁、磷、铁、碘、硒、维生素D、维生素A、氨基酸等。
适宜人群	适合月经闭止、肾亏虚弱、遗精头晕等患者食用。

健康功效

甲鱼具有滋阴凉血、滋补肝肾、补益调中、益气补虚的功效，能够增强身体的抗病能力及调节人体的内分泌功能，也是消瘦烦渴者、肿瘤患者、结核病患者的滋补佳品。

食用禁忌

甲鱼肉为大补之物，一次性吃得太多会导致消化不良。另外，甲鱼肉不宜与鸡蛋同食，这是因为甲鱼肉中含有大量的生物活性物质，而鸡蛋含有优质的完全蛋白质，两者同食会导致蛋白质变性，降低营养价值。

紫菜

——清热利尿，清肺化痰

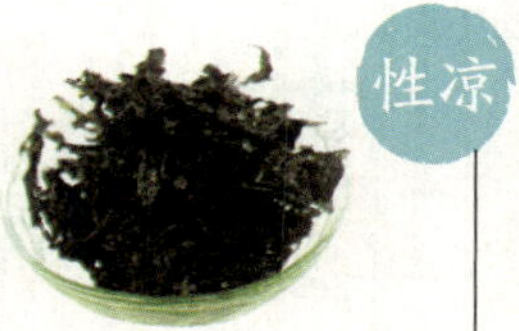

性味归经	味甘、咸，性凉。归肝、胃、肾经。
别名	索菜、子菜、紫英。
热量	1046千焦/100克。
营养成分	蛋白质、维生素A、胡萝卜素、烟酸、钾、钠、钙、铁、碘、硒、锰、维生素B_1等。
适宜人群	适合水肿、脚气、肺病初期、缺铁性贫血等患者食用。

健康功效

◎紫菜具有化痰软坚、清热利尿、清肺化痰、补肾养心的功效。

◎紫菜中含丰富的钙、铁元素，可以补血，促进儿童的骨骼、牙齿生长发育，是贫血者、补钙者的保健佳品。

◎紫菜能够降低血浆中的胆固醇含量，预防和改善甲状腺肿大。

食用禁忌

紫菜不宜与柿子同吃，因为柿子中的某些元素会影响钙质的吸收，对人体不利。

草鱼

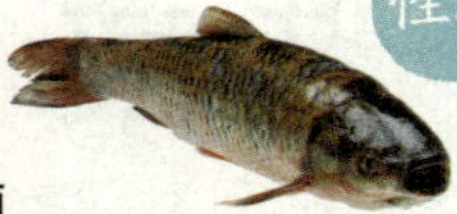

性温

——保护心血管，平肝益脑

性味归经	味甘，性温。归脾、胃经。
别名	鲩鱼。
热量	473千焦/100克。
营养成分	脂肪、蛋白质、钾、磷、钙、硒、维生素A、不饱和脂肪酸、维生素E等。
适宜人群	适宜虚劳、营养不良、风湿病、头痛等患者食用。

健康功效

◎草鱼含丰富的不饱和脂肪酸，是心血管疾病患者的良好食物。

◎对于身体瘦弱、食欲不振的人来说，草鱼肉嫩而不腻，具有开胃、滋补的功效。

◎草鱼含有丰富的硒元素，经常食用有抗衰老、养颜的功效，对肿瘤也有一定的防治作用。

食用禁忌

◎经期女性、疔肿疮疡患者忌食。

◎草鱼不宜与驴肉同食，以免引发心血管疾病。

三文鱼

性温

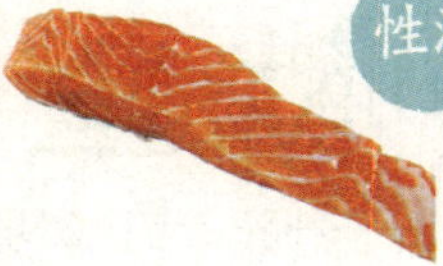

——补肾固精，强健筋骨

性味归经	味甘，性温。归肾、肺经。
别名	鲑鱼、银鲑。
热量	556千焦/100克。
营养成分	不饱和脂肪酸、维生素A、维生素D、钾、磷、硒等。
适宜人群	适合老年人、心脑血管疾病患者和脑力劳动者食用。

健康功效

◎三文鱼可以预防骨质疏松、强化骨骼、滋养皮肤、改善类风湿性关节炎，还能促进血液循环、助孕和预防动脉粥样硬化。

◎三文鱼能预防糖尿病等慢性疾病的发生，具有很高的营养保健价值，享有“水中珍品”的美誉。

食用禁忌

◎过敏体质、痛风、高血压患者慎食。

◎孕妇忌食生三文鱼。

鱿鱼

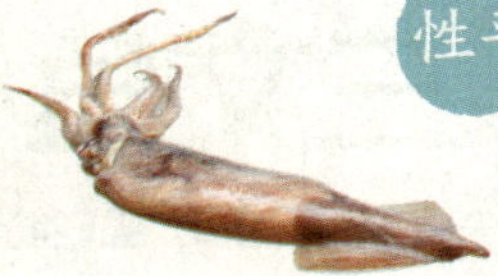

性平

——补肝止带，滋阴养胃

性味归经	味甘、咸，性平。归肝、胃经。
别名	柔鱼、枪乌贼。
热量	314千焦/100克。
营养成分	多肽、硒、磷、钠、钙、蛋白质、氨基酸、牛磺酸等。
适宜人群	适合骨质疏松患者、经常在电脑前工作的人群食用。

健康功效

◎鱿鱼具有补肝止带、强筋壮骨、滋阴养胃的功效。

◎鱿鱼能够促进肝脏解毒排毒，可改善肝脏功能。

◎鱿鱼所含的多肽和硒等微量元素有抗病毒、抗辐射的作用。

◎鱿鱼还有保护神经纤维、活化细胞的作用，经常食用鱿鱼能延缓身体衰老。

食用禁忌

鱿鱼不宜食用过多，也不宜生食，以免引发腹泻。鱿鱼不宜与啤酒同食，以免引发食物中毒。

性微寒

牡蛎

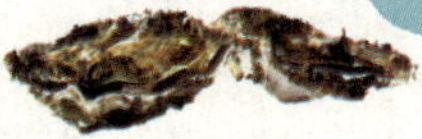

——清热解毒，滋润肌肤

性味归经	味甘、咸，性微寒。归肝、肾经。
别名	蚌、蚝、蚵仔。
热量	305千焦/100克。
营养成分	胆固醇、维生素A、维生素B_1、维生素B_2及钠、钾、磷、钙、硒、锌、铜、铁等。
适宜人群	糖尿病、高血压、动脉粥样硬化、高脂血症等患者宜食。

健康功效

牡蛎有细洁皮肤、解毒、止渴、收敛、镇静、镇痛等功效，还可增强性功能和体力，强化肝脏功能、降低胆固醇。

食用禁忌

牡蛎不宜生食。牡蛎肉一定要煮熟后食用，因为牡蛎体内常寄生多种细菌、病毒和寄生虫等致病微生物，生食牡蛎可能会感染疾病，也不宜长期食用。

海带

性寒

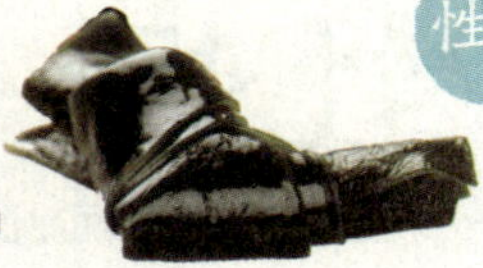

——清热利水，利尿消肿

性味归经	味咸，性寒。归肝、胃、肾经。
别名	昆布、海带菜。
热量	55千焦/100克。
营养成分	碘、褐藻酸、维生素B_1、维生素B_2、烟酸及钾、钙、铁、磷、硒、甘露醇等。
适宜人群	适合缺碘、甲状腺功能低下、高血压、高脂血症、冠心病、糖尿病等患者食用。

健康功效

◎海带中富含碘，能预防地方性甲状腺肿和维持甲状腺的正常功能。

◎海带中的褐藻酸不仅具有预防白血病的作用，还有一定的止血功效，并能减少放射性元素锶在肠道中的吸收。

食用禁忌

◎吃海带后不要马上喝茶，也不要立刻吃酸涩的水果，否则可能导致肠胃不适。

◎孕妇、乳母不宜过量吃海带。

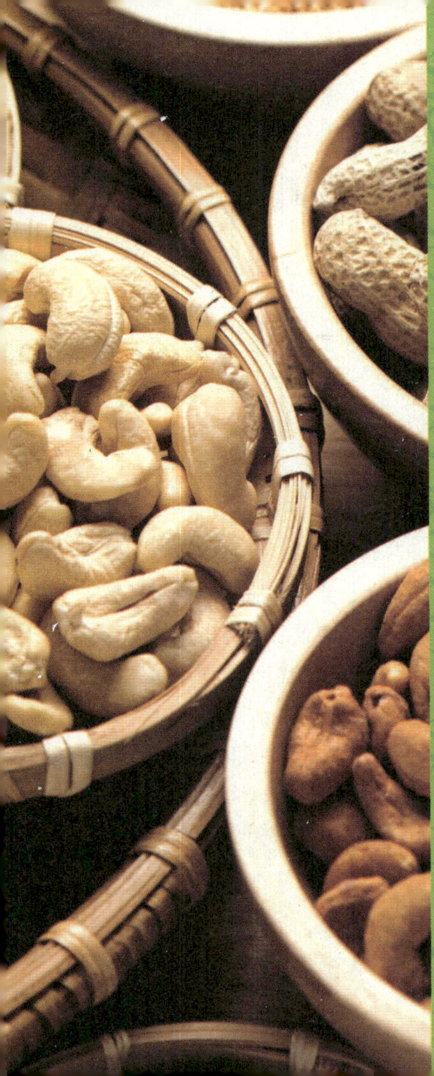

第八章 干果类性味功效速查

干果种类繁多，并含有多种其他食物所没有的营养成分，可以帮助调节体内代谢，有助于预防各种疾病。此外，还可以提供丰富的卵磷脂和植物蛋白，且风味独特，是很受大众欢迎的零食。

核桃仁

——温补肺肾，定喘润肠

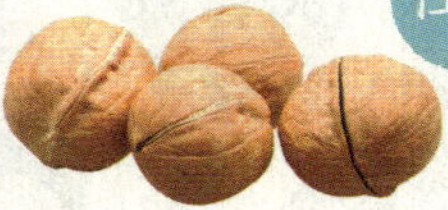

性温

性味归经	味甘，性温。归肺、肾、大肠经。
别名	胡桃、羌桃。
热量	2704千焦/100克。
营养成分	亚油酸、磷脂、膳食纤维、维生素E、钾、磷、镁、钙、硒、锰、锌等。
适宜人群	适用于老年人及体虚咳喘、便秘的人食用。

健康功效

◎核桃仁具有温补肺肾、定喘润肠的功效。最重要的是，核桃仁含有较多的蛋白质及人体必需的不饱和脂肪酸，这些成分皆为大脑细胞组织代谢所需的重要物质，能滋养脑细胞，增强脑功能。

◎核桃仁有预防动脉硬化，降低胆固醇的作用；此外，核桃还可用于辅助治疗非胰岛素依赖型糖尿病。

食用禁忌

核桃仁一次性不宜吃得太多，否则会影响胃肠消化功能。不宜食用霉变的核桃仁。因为霉变的核桃仁中含有真菌及毒素，食后易发生食物中毒。

栗子

——补脾健胃，补肾强筋

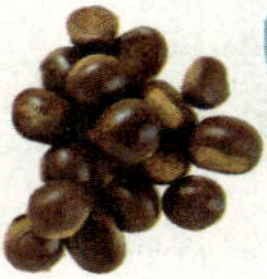

性温

性味归经	味甘，性温。归脾、胃、肾经。
别名	板栗、栗果。
热量	1455千焦/100克。
营养成分	维生素C、胡萝卜素、碳水化合物、维生素E、铜、锌、镁等。
适宜人群	适合冠心病、动脉硬化、骨质疏松及肾虚、大便溏泻等患者食用。

健康功效

◎栗子具有补脾健胃、补肾强筋、活血止血的功效。

◎栗子中含有丰富的维生素C，能够维持牙齿、骨骼、血管、肌肉的正常功能，可以预防和改善筋骨疼痛、乏力等症状，是延缓衰老的保健佳品。

◎生栗子捣烂成泥状，敷于患处，可缓解筋骨肿痛。

食用禁忌

栗子不能一次性大量食用，吃多了容易腹胀，每天只需吃六七颗即可。此外，还需注意的是，栗子中的淀粉含量很高，糖尿病患者不宜食用。

花生

性平

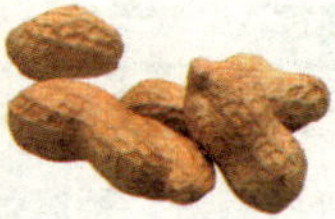

——健脾益胃，祛病强身

性味归经	味甘，性平。归肺、脾经。
别名	落花生、地果。
热量	2516千焦/100克。
营养成分	卵磷脂、维生素E、维生素K、B族维生素、蛋白质、烟酸、胡萝卜素、钾、磷、镁、硒、锰、锌等。
适宜人群	食欲不振、营养不良、咳嗽等患者。

健康功效

◎花生中富含脂肪和蛋白质，并含有维生素B_1、维生素B_2等多种维生素，特别是含有人体必需的多种氨基酸，有促进脑细胞发育的作用。

◎花生能促进细胞发育，提高智力，含十多种人体所需的氨基酸，其中赖氨酸可使儿童提高智力，谷氨酸和天门冬氨酸可增强大脑的记忆能力。

食用禁忌

忌食发霉或发芽的花生。这种花生往往会受到黄曲霉毒素的污染。

杏仁

——润肺止咳，预防动脉硬化

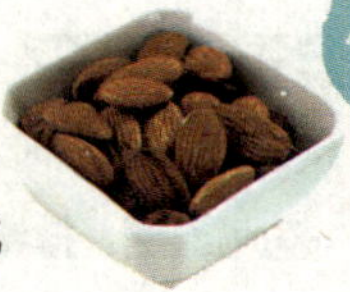

性平

性味归经	味甘，性平。归肺、大肠经。
别名	苦杏仁、甜杏仁。
热量	2587千焦/100克。
营养成分	蛋白质、脂肪、膳食纤维、钙、磷、铁、维生素A、胡萝卜素等。
适宜人群	适合气喘咳嗽、大便秘结、动脉硬化等患者食用。

健康功效

◎中医学认为，苦杏仁能润肺止咳，可缓解咳嗽、气喘、痰多等症，无论实性、虚性咳嗽均有效。现代医学研究发现，杏仁含有丰富的不饱和脂肪酸，可以降低胆固醇，预防动脉硬化、心脏病。

◎杏仁含有丰富的维生素C和多酚类成分，这些成分能够降低人体内胆固醇的含量。

食用禁忌

杏仁含有氢氰酸，吃多了会中毒，所以不宜过量食用。

腰果

——润肠通便，排毒养颜

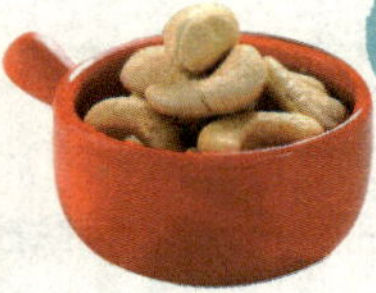

性平

性味归经	味甘，性平。归肺经。
别名	鸡腰果、介寿果。
热量	2338千焦/100克。
营养成分	脂肪、蛋白质、淀粉、油脂、胡萝卜素、维生素B_2、烟酸、钾、磷、钠、硒、铁、锌、铜、锰等。
适宜人群	一般人都可食用，尤其适合夜尿多者。

健康功效

◎腰果含有丰富的油脂，可以润肠通便，有很好的排毒养颜功效，还能延缓衰老。

◎腰果富含不饱和脂肪酸，其中的亚油酸和亚麻酸可起到预防动脉硬化、心血管疾病、脑中风的作用。

食用禁忌

◎腰果不宜久存，变质后的腰果不宜再食用。腰果中的热量较高，不宜多吃，否则易发胖。

◎腰果与白酒同时食用，会导致脂肪在肝脏中蓄积，影响肝脏代谢。

榛子

——健脾益胃，养肝解毒

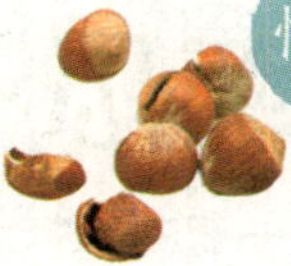

性平

性味归经	味甘，性平。归脾、胃经。
别名	山板栗。
热量	2555千焦/100克。
营养成分	蛋白质、脂肪、膳食纤维、维生素A、烟酸、维生素C、维生素E、钙、钾、镁、磷、锰等。
适宜人群	适合食欲不振、体弱、易饥饿者食用。

健康功效

◎榛子具有养肝解毒的作用，可用于肝虚所致的易疲劳、眼花等症，也可解鲜河豚中毒。

◎榛子富含油脂，有利于脂溶性维生素在人体内的吸收，对体弱、病后虚羸、易饥饿的人有良好的补养作用。

食用禁忌

榛子含有丰富的油脂，肝胆功能严重不良者应慎食。另外，榛子也不宜一次性食用过多，以免引起腹胀，对身体不利。

南瓜子

性温

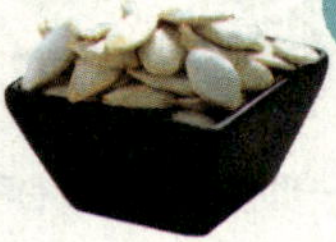

——驱虫消肿，增强抵抗力

性味归经	味甘，性温。归胃、大肠经。
别名	白瓜子。
热量	2434千焦/100克。
营养成分	膳食纤维、蛋白质、脂肪、维生素E、烟酸、钾、镁、钙、硒、铁等。
适宜人群	适合痔疮、糖尿病及前列腺疾病者食用。

健康功效

◎南瓜子中含有多种不饱和脂肪酸、胡萝卜素、维生素及锌、磷等成分，可保护前列腺，增强生殖功能。

◎南瓜子具有很好的杀灭血吸虫幼虫的作用，对于已经成熟的成虫，也能使其变性和虫数减少。

食用禁忌

◎南瓜子不可一次性吃太多，每次吃50粒左右比较合适。

◎南瓜子不宜与羊肉搭配，二者同食，可能会引起腹胀、胸闷等症。

葵花子

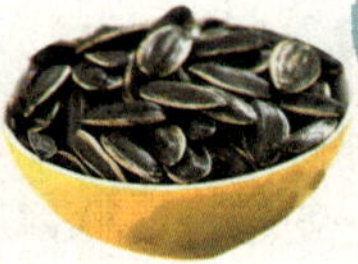

性温

——改善睡眠，保护视力

性味归经	味甘，性温。归大肠经。
别名	瓜子、向日葵子。
热量	2616千焦/100克。
营养成分	维生素E、烟酸、蛋白质、脂肪、钠、钾、磷、钙、镁、铁、锌等。
适宜人群	适合动脉粥样硬化、高血压、冠心病及脑梗死等患者食用。

健康功效

葵花子是维生素E的良好来源，每天吃一把葵花子就能满足人体一天所需的维生素E，对安定情绪非常有好处。另外，葵花子还有调节脑细胞代谢、改善其抑制功能的作用。

食用禁忌

大量食用葵花子会严重耗费唾液，长时间食用还会影响口腔健康，甚至影响消化。因此，葵花子一次性不宜吃得太多，否则会引起上火、口舌生疮、消化不良、腹胀、腹痛等症。

松子

性平

——强筋壮骨，缓解疲劳

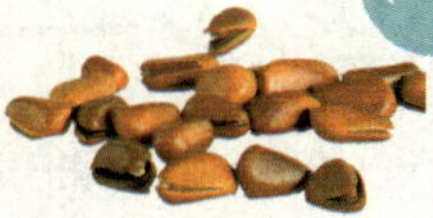

性味归经	味甘，性平。归肝、肺、大肠经。
别名	罗松子、松仁。
热量	2693千焦/100克。
营养成分	脂肪、膳食纤维、维生素E、亚油酸、亚麻油酸、钙、铁、钾、磷、镁、锌、锰等。
适宜人群	学生、脑力劳动者及老年人。

健康功效

◎松子中富含的钙、铁、钾等，能给机体组织提供丰富的营养成分，有强筋壮骨、消除疲劳的作用，还可滋润皮肤、延年益寿。

◎松子仁能滋养身体、润五脏，对人体有补益作用。因其能润肺，故可作为食疗佳品来改善咽干喉痛、干咳少痰的肺燥咳嗽；因其能滋润肠胃，故对口干舌燥、大便干燥秘结者较为适宜。

食用禁忌

松子存放时间长了会变质，产生“哈喇”味，不宜食用。

第九章 调味品类性味功效速查

调味品的每一个品种都含有区别于其他原料的特殊成分，这是调味品的共同特点，也是调味品原料具有调味作用的主要原因。调味品中的特殊成分，能除去烹调主要食材的腥臊异味，突出菜品的口味，改变菜品的外观形态，增加菜品的色泽，并以此促进食欲。

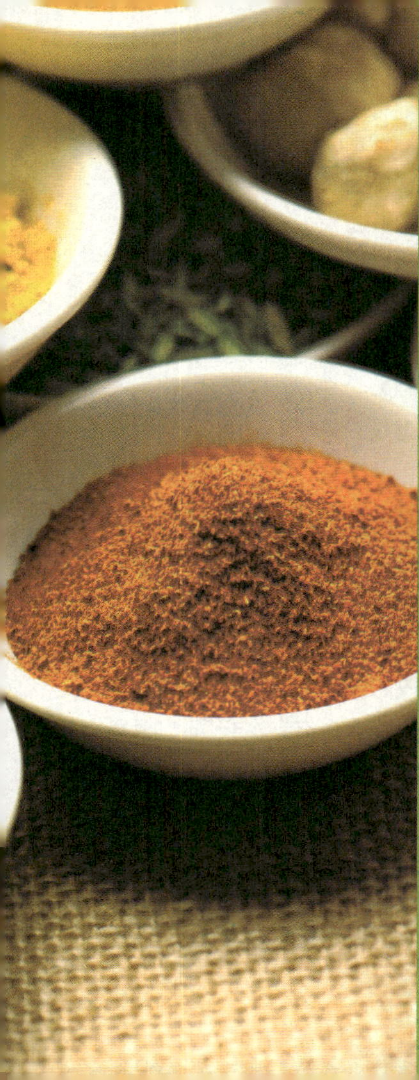

醋

——散瘀止血，解毒杀虫

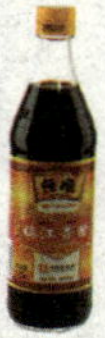

性温

性味归经	味酸、甘、苦，性温。归肝、胃经。
别名	—
热量	128千焦/100克。
营养成分	醋酸、枸橼酸、苹果酸、酒石酸等。
适宜人群	适合高血压、高脂血症、糖尿病等患者。

健康功效

◎醋具有散瘀、止血、解毒、杀虫等作用，适用于产后血晕、黄疸、黄汗、呕血等症。

◎醋可以促进唾液和胃液的分泌、兴奋大脑神经中枢、帮助食物的消化吸收、促进食欲、消食化积。

◎醋可使肉类软化，煮牛肉或炒羊肉时加点醋，可使肉中纤维软化、肉质鲜嫩、色泽红艳。

食用禁忌

胃酸、胃溃疡、咳嗽、缺钙、筋骨受伤者不宜食用。另外，正在服用磺胺类药物、碱性药、抗生素、解表发汗类中药的患者也不宜食用醋。

盐

——清火解毒，增进食欲

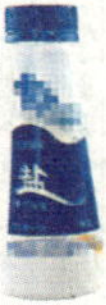

性寒

性味归经	味咸，性寒。归胃、肾、肝经。
别名	—
热量	0千焦/100克。
营养成分	氯化钠。
适宜人群	适合消化不良、牙痛、咽喉肿痛者食用。

健康功效

◎盐具有促进消化、明目软坚、清热凉血的功效，可用于改善消化不良、小便不利、咽喉肿痛、牙痛等症。

◎粗盐有发汗的作用，有助于排出体内的废物和多余的水分，促进皮肤新陈代谢。

◎盐水有杀菌、保鲜防腐作用，用来清洗创伤可以防止感染，撒在食物上可以短期保鲜，用来腌制食物还能防变质。

食用禁忌

烧鱼炖肉的时候不宜过早放盐，如果过早放盐，容易使蛋白质凝固变性，使肉质变硬，影响口感。

花椒

——温中散寒，除湿止痛

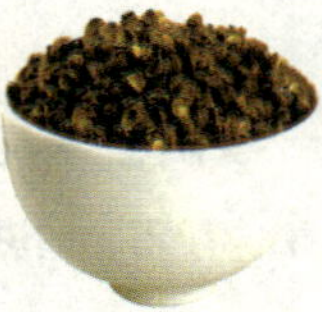

性味归经	味辛，性热。归脾、肺、肾经。
别名	秦椒、巴椒。
热量	1320千焦/100克。
营养成分	碳水化合物、膳食纤维、维生素E、胡萝卜素、钙、钾、铁、磷、镁、锰、铜等。
适宜人群	适合胃部及腹部冷痛、呕吐腹泻、食欲不振者食用。

健康功效

花椒具有温中散寒、除湿止痛、杀虫解毒、止痒解腥的功效，对呕吐反胃、腹痛、肠胃炎等症状有一定的改善作用，还可以促进胃液分泌、增强肠胃蠕动，从而缓解便秘、消化不良等症。

食用禁忌

◎孕妇、先兆流产者、慢性咽炎患者、高血压患者不宜食用。

◎忌每顿饭都吃花椒。花椒含有花椒素，多吃可能会导致血压升高、消化道黏膜充血、水肿等。

干辣椒

——温中散寒，预防癌症

性热

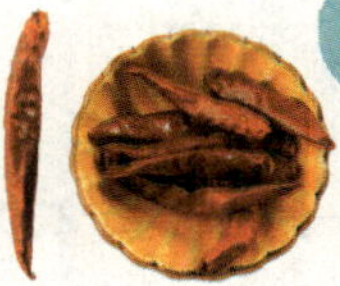

性味归经	味辛，性热。归心、脾经。
别名	—
热量	1236千焦/100克。
营养成分	膳食纤维、碳水化合物、维生素E、钾、磷、镁、锰、锌、铁等。
适宜人群	一般人都可以食用，尤其适合腹痛、腹泻者食用。

健康功效

◎干辣椒含有丰富的维生素C，可以控制心脏病及冠状动脉粥样硬化、降低胆固醇；其所含的抗氧化物质较多，可预防癌症及其他慢性疾病。

◎干辣椒所含的一种特殊物质，能加速人体新陈代谢，可燃烧脂肪，从而起到减肥的作用。这种物质还可以促进激素分泌，对皮肤有美容保健作用。

食用禁忌

肾炎患者不宜食用干辣椒，会对肾脏细胞产生不同程度的刺激。

葱

——解毒止痛，祛病利尿

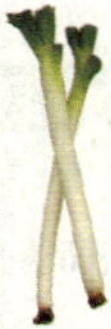

性温

性味归经	味辛，性温。归肺、胃经。
别名	—
热量	138千焦/100克。
营养成分	维生素A、维生素C、钾、蒜素等。
适宜人群	适合风寒感冒、头痛、水肿等患者食用。

健康功效

◎葱能诱导血细胞产生干扰素，增强人体的免疫功能，提高抗病能力。

◎经常食用葱可以软化血管，降低血液黏稠度，不但能改善冠状动脉血液循环、预防冠心病，而且可以促进大脑血液运行，预防脑卒中及脑动脉硬化。

食用禁忌

◎溃疡病患者不宜多食。

◎葱不宜过量食用，否则会引起头昏、视物不清，损伤视力。

◎葱对汗腺刺激比较强，有腋臭的人在夏季应慎食。

大蒜

——温中消食，解毒杀虫

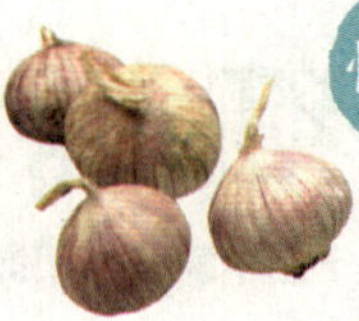

性热

性味归经	味辛，性热。归脾、胃、肺经。
别名	蒜头。
热量	536千焦/100克。
营养成分	蒜素、杨霉素、槲皮素、钾、磷、钙、硒等。
适宜人群	适合心血管疾病、感冒、胃酸缺少、常接触铅或铅中毒者食用。

健康功效

◎适量吃些大蒜不仅会使大脑健康不衰，还有调节人体免疫系统的功能。

◎大蒜中的蒜素、杨霉素、槲皮素、芹菜素等有机硫化物都属于防癌成分，因而大蒜具有良好的防癌作用。

食用禁忌

◎胃炎患者、视力障碍者、阴虚火旺者不宜食用。

◎蒜与芒果相克。蒜与芒果同食，会有损身体健康。

◎蒜与地黄相克。二者同食会影响营养成分的吸收。

红糖

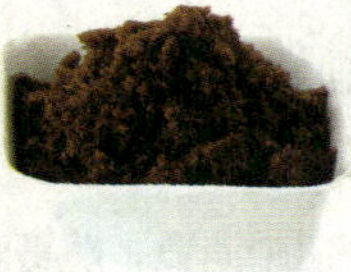

性温

——温中暖肝，和血化瘀

性味归经	味甘，性温。归肝、脾、胃经。
别名	赤砂糖。
热量	1628千焦/100克。
营养成分	葡萄糖、果糖、叶酸、氨基酸、柠檬酸和抗氧化物等。
适宜人群	适合月经不调、产妇、老人、大病初愈者等人群食用。

健康功效

◎红糖具有润心肺、和中助脾、缓肝气、解酒毒、补血、化瘀等功效，对虚寒性脘腹疼痛有比较好的食疗效果。

◎红糖中的黑色物质能防止血清内的中性脂肪及胰岛素含量上升，降低肠道对葡萄糖的过量吸收，有预防和改善血管硬化的作用。

食用禁忌

阴虚内热、糖尿病患者不宜食用。

酱油

——清热解毒，消肿止痒

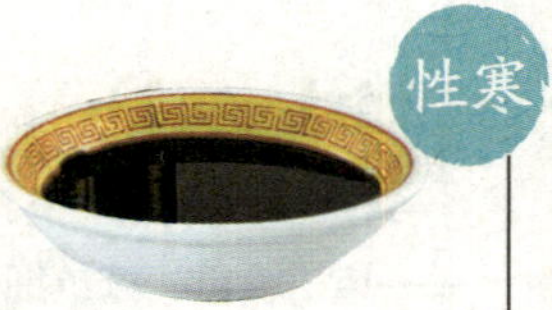

性味归经	味咸，性寒。归肝、肾、胃经。
别名	豉油。
热量	214千焦/100克。
营养成分	氨基酸、可溶性蛋白质、糖类等。
适宜人群	一般人群均可食用。

健康功效

◎酱油含有多种有益身体的酶、酵母菌、乳酸菌等，具有促进消化、吸收的作用。

◎研究表明，酱油对伤寒杆菌、葡萄球菌、痢疾杆菌等致病菌具有很强的杀灭作用。

◎酱油具有止痒消肿的功效，可用于水、火烫伤和蜂、蚊等虫的蜇伤。

食用禁忌

不宜食用长白膜的酱油。这种白膜是由产膜性酵母菌污染引起的，食用此类酱油会感染疾病。

芥末

性温

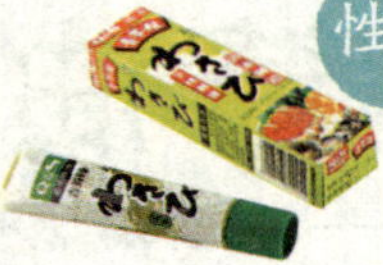

——增进食欲，抵抗细菌

性味归经	味微苦、辛辣，性温。归肺经。
别名	—
热量	476千焦/100克。
营养成分	蛋白质、脂肪、碳水化合物、膳食纤维等。
适宜人群	一般人群均可食用。

健康功效

◎芥末的主要辣味成分是芥子油，其辣味强烈，能促使唾液和胃液分泌，有开胃之功，可增进食欲；且芥末有杀菌功效，能抑制食物中真菌和其他有毒细菌的生长。

◎芥末有很强的解毒功能，尤其适用于解鱼蟹之毒，因此，在生食三文鱼等生鲜食品时经常会配芥末。芥末对降低血液黏稠度、预防蛀牙等也有一定的食疗效果。

食用禁忌

◎芥末能刺激泪腺，因此眼睛有炎症的患者不宜食用。

◎孕妇应减少或避免食用芥末。